Ankit Agarwal
Chandrakar Chaman
Mohammad Salman Akhtar

Endodontia cirúrgica

Ankit Agarwal
Chandrakar Chaman
Mohammad Salman Akhtar

Endodontia cirúrgica

Uma revisão sobre as cirurgias endodônticas

ScienciaScripts

Imprint

Cover image: www.ingimage.com

This book is a translation from the original published under ISBN 978-620-2-07385-1.

Publisher:
Sciencia Scripts
is a trademark of
Dodo Books Indian Ocean Ltd. and OmniScriptum S.R.L publishing group

120 High Road, East Finchley, London, N2 9ED, United Kingdom
Str. Armeneasca 28/1, office 1, Chisinau MD-2012, Republic of Moldova, Europe
Printed at: see last page
ISBN: 978-620-7-85963-4

ÍNDICE

CAPÍTULO 1. INTRODUÇÃO 2

CAPÍTULO 2. CICATRIZAÇÃO DE FERIDAS 5

CAPÍTULO 3. AVALIAÇÃO PRÉ-OPERATÓRIA 16

CAPÍTULO 4. INSTRUMENTOS E PREPARAÇÃO DO BLOCO OPERATÓRIO 28

CAPÍTULO 5. ANESTESIA LOCAL/ HEMOSTASE PARA CIRURGIA 55

CAPÍTULO 6. ACESSO CIRÚRGICO 61

CAPÍTULO 7. CIRURGIA PERIRRADICULAR 71

CAPÍTULO 8. INTERVENÇÃO CIRÚRGICA COMPLEMENTAR 92

RESUMO 102

REFERÊNCIAS 103

CAPÍTULO 1. INTRODUÇÃO

A cirurgia endodôntica, outrora considerada uma terapia de último recurso, tem avançado nos últimos anos para aumentar a capacidade do clínico de alcançar resultados clínicos mais previsíveis e bem-sucedidos. Os avanços tecnológicos, incluindo instrumentos especialmente concebidos, materiais de obturação radicular melhorados e melhor visualização com microscópios, juntamente com uma compreensão mais profunda da biologia da cicatrização de feridas, contribuíram para o conceito contemporâneo de "endodontia microcirúrgica". De facto, as ideias erradas dos doentes sobre a cirurgia endodôntica foram negadas num estudo recente realizado por Iqbal et al. em 2007,[1] , que demonstrou que os doentes, após a "endodontia microcirúrgica", afirmaram que o procedimento foi melhor do que o esperado e relataram um desconforto pós-operatório menor ou igual ao do tratamento endodôntico não cirúrgico.

O desenvolvimento da cirurgia endodôntica foi melhor caracterizado como progressivo e regressivo, progressivo devido aos avanços no desenho do retalho e nas técnicas de tratamento da extremidade radicular e regressivo porque os defensores da infeção focal consideravam os dentes sem polpa como focos de infeção e, em última análise, responsáveis pela artrite, nefrite e outras doenças sistémicas.

A terapia cirúrgica do canal radicular, incluindo a ressecção da extremidade radicular, tem sido praticada desde, pelo menos, meados do século XVIII. Em 1906, Schamberg descreveu a utilização de radiografias para auxiliar o diagnóstico e a utilização de brocas cirúrgicas para efetuar uma osteotomia rápida e uma "ablação" da extremidade da raiz.

A cirurgia perirradicular, quando indicada, deve ser considerada uma extensão do tratamento não cirúrgico, porque a etiologia subjacente ao processo da doença e os objectivos do tratamento são os mesmos: prevenção ou eliminação da periodontite apical. O tratamento cirúrgico dos canais radiculares não deve ser considerado como algo separado do tratamento não cirúrgico, embora os instrumentos e as técnicas sejam obviamente bastante diferentes.[2,3]

A ênfase no retratamento não cirúrgico dos insucessos endodônticos teve provavelmente o maior impacto nas indicações para a intervenção cirúrgica no tratamento da patose endodôntica. Atualmente, existem indicações específicas para a cirurgia perirradicular. São elas: (1) insucesso do retratamento não cirúrgico (o tratamento foi efectuado pelo menos duas vezes), (2) insucesso do tratamento não cirúrgico (inicial) e o retratamento não é possível ou prático ou não permite obter um melhor resultado, ou (3) quando é necessária uma biopsia. É fundamental que estas indicações sejam no melhor interesse do paciente, estejam dentro das competências do clínico e reflictam os princípios biológicos da terapia endodôntica. [4]

Existem poucas contra-indicações absolutas para a cirurgia endodôntica. A maioria das contra-indicações são relativas e estão normalmente limitadas a três áreas: (1) o estado clínico do paciente, (2) considerações anatómicas e (3) as competências e experiência do profissional.[4]

Uma classificação contemporânea da cirurgia endodôntica é a seguinte:

1. Cirurgia fistulosa

a. Incisão e drenagem (I&D)

b. Trefinação cortical

c. Procedimentos de descompressão

2. Cirurgia perirradicular

a. Curetagem

b. Ressecção da extremidade da raiz

c. Preparação da extremidade da raiz

d. Obturação da extremidade da raiz

3. Cirurgia correctiva

a. Reparação de perfurações

i. Mecânica (iatrogénica)

ii. Reabsorvente

b. Gestão periodontal

i. Ressecção da raiz ii. Ressecção de dentes

c. Replantação intencional

REFERÊNCIAS

1. Iqbal M, Kratchman 51, Guess GM, et al. Microscopic peri-radicular surgery: perioperative predictors for post-operative clinical outcomes and quality of life assessment. J Endod 2007;33:239-44.

2. Abbott PV: Análise de uma prática endodôntica de referência: parte 2. Tratamento efectuado. J Endod 20:253, 1994.

3. Boykin MJ, Gilbert GH, Tilashalski KR, Shelton BJ: Incidência de tratamento endodôntico: um estudo prospetivo de 48 meses. J Endod 29:806, 2003.

4. Gerald n. Glickman, Gary R. Hartwell - Procedimentos cirúrgicos em endodontia (Ingle - 6th edition : 2008 - 1233-1294).

CAPÍTULO 2. CICATRIZAÇÃO DE FERIDAS

1-CICATRIZAÇÃO DE FERIDAS EM TECIDOS MOLES

A-Fase inflamatória-

Esta fase pode ainda ser dividida em formação de coágulos, inflamação precoce e inflamação tardia.

a- Formação de coágulos

A formação do coágulo inicia-se com três eventos:

1. A contração dos vasos sanguíneos é iniciada pela degranulação plaquetária da serotonina, que actua na célula endotelial e aumenta a permeabilidade do vaso, permitindo a entrada de exsudados ricos em proteínas no local da ferida.
2. Forma-se um tampão composto por plaquetas, principalmente através da agregação plaquetária intravascular.
3. São activados os mecanismos de coagulação extrínsecos e intrínsecos.

b- Inflamação precoce:

(Organização de neutrófilos polimorfonucleares)

O número de PMNs aumenta de forma constante, atingindo o seu pico cerca de 24 a 48 horas após a lesão. A migração dos PMN para o local da ferida é marcada por três etapas fundamentais: a pavimentação, em que os glóbulos vermelhos se aglutinam intravascularmente, permitindo que os PMN adiram às células endoteliais; a emigração, em que os PMN atravessam ativamente a parede vascular; e a migração, em que os PMN utilizam o movimento ameboide, sob a influência de vários mediadores quimiotácticos, para se deslocarem para os tecidos lesionados.[4] O principal papel dos PMNs é a descontaminação de feridas por meio da fagocitose de bactérias.

c- **Inflamação tardia:** (Organização dos macrófagos)

Por volta da altura em que a população de PMN está a diminuir (48 a 96 horas após a lesão), os macrófagos começam a entrar no local da ferida. Atingem um pico de concentração aproximadamente no terceiro ou quarto dia. Estas células, que são derivadas de monócitos circulantes, deixam a corrente sanguínea sob a influência de atractivos químicos no local da ferida. Os monócitos evoluem subsequentemente para macrófagos. Os macrófagos têm um tempo de vida muito mais longo do que os PMNs; permanecem na ferida até a cicatrização estar completa. À semelhança dos PMNs, os macrófagos desempenham um papel importante na descontaminação da ferida através da fagocitose e da digestão de microrganismos e resíduos de tecidos.

Fase B-Proliferativa

A fase proliferativa é caracterizada pela formação de tecido de granulação na ferida, e dois tipos de células-chave, os fibroblastos e as células endoteliais, têm um papel primordial.

Fibroblastos: (Fibroplasia)

As células ectomesenquimatosas indiferenciadas do tecido perivascular e os fibroblastos do tecido conjuntivo adjacente migram para o local da ferida no terceiro dia após a lesão e atingem o seu número máximo aproximadamente no sétimo dia. Esta ação é estimulada por uma combinação de citocinas. medida que o número de macrófagos diminui e a população de fibroblastos aumenta, o tecido da ferida transforma-se de tecido granulomatoso em tecido de granulação.

Os fibroblastos são a célula reconstrutiva crucial na progressão da cicatrização de feridas, uma vez que produzem a maioria das proteínas estruturais (por exemplo, colagénio). O colagénio é detectado pela primeira vez na ferida cerca do terceiro dia após a lesão. Os fibroblastos produzem inicialmente colagénio de tipo III e depois, à medida que a ferida amadurece, colagénio de tipo I. À medida que esta rede de fibras de colagénio é estabelecida, as células endoteliais e as células musculares lisas começam a migrar para a ferida. Posteriormente, à medida que a cicatrização da ferida progride, as fibras de colagénio organizam-se através de ligações cruzadas.[5]

Os feixes de colagénio regularmente alinhados começam a orientar-se de forma a resistir ao stress na ferida em cicatrização. Um tipo específico de fibroblasto conhecido como miofibroblasto desempenha um papel significativo na contração da ferida, particularmente em feridas do tipo incisional. Os miofibroblastos alinham-se paralelamente à superfície da ferida e depois contraem-se, aproximando os bordos da ferida. Estas células são eliminadas por apoptose após o fecho da ferida.[6]

Células endoteliais: (Angiogénese)

Os botões capilares têm origem nos vasos da periferia da ferida e estendem-se para dentro da ferida propriamente dita. Isto ocorre em simultâneo com a proliferação de fibroblastos e pode começar 48 a 72 horas após a lesão.

Para além de uma baixa concentração de oxigénio na ferida propriamente dita,[7] foram identificados vários factores como potentes estimuladores da angiogénese, incluindo o fator de crescimento endotelial vascular (VEGF), o fator básico de crescimento dos fibroblastos (ß-FGF), o FGF ácido (α-FGF), os factores de crescimento transformador alfa e beta (TGF-α, TGF-ß), o fator de crescimento epidérmico (EGF), a interleucina 1 (IL-1), o fator de necrose tumoral alfa (TNF-α) e o ácido lático. Todos estes factores têm demonstrado estimular o desenvolvimento de novos vasos.

Epitélio

O primeiro passo na cicatrização epitelial é a formação de um selo epitelial na superfície do coágulo de fibrina. Este processo começa no bordo da ferida, onde as células espinhosas basais e supra basais sofrem rapidamente mitoses. As células migram então através do coágulo de fibrina a um ritmo notável (0,5 a 1 mm por dia). Quando o epitélio de ambos os lados da ferida está em contacto, obtém-se uma vedação epitelial. Nas feridas que cicatrizam por intenção primária, a formação de um selo epitelial demora tipicamente 21 a 28 horas após a reaproximação das margens da ferida.[8]

C- Fase de maturação

Em condições ideais, a maturação da ferida começa 5 a 7 dias após a lesão. Uma redução dos fibroblastos, dos canais vasculares e dos fluidos extracelulares marca a transição para esta fase de cicatrização. O resultado é uma conversão do tecido de granulação em tecido conjuntivo fibroso e uma diminuição do paralelismo do colagénio em relação ao plano da ferida. Os feixes de fibrilas de colagénio agregados aumentam a resistência à tração da ferida. À medida que a cicatrização progride na ferida, o colagénio reorganiza-se gradualmente; isto requer a degradação e a re-agregação do colagénio. A degradação do colagénio é controlada por uma variedade de enzimas colagenase e a remodelação resulta numa redução gradual da celularidade e da vascularização do tecido reparador. O grau em que isto ocorre determina a extensão da formação do tecido cicatricial. A remodelação ativa do tecido cicatricial pode continuar muito lentamente durante toda a vida.[6]

A maturação da camada epitelial segue-se rapidamente à formação do selo epitelial. A monocamada de células que formam o selo epitelial diferencia-se e sofre mitoses e maturação para formar uma camada definitiva de epitélio escamoso estratificado. Desta forma, é formada uma barreira epitelial que protege a ferida subjacente de novas invasões por micróbios orais. A barreira epitelial forma-se normalmente 36 a 42 horas após a sutura da ferida e é caracterizada por um aumento significativo da resistência da ferida.[8]

Inflamação em feridas da mucosa oral

A cicatrização das feridas da mucosa oral passa por fases semelhantes às das feridas dérmicas. No entanto, a cicatrização de feridas na mucosa oral distingue-se clinicamente da cicatrização da pele em termos da sua rapidez e da formação relativamente mínima de cicatrizes. Estudos efectuados em, pelo menos, três modelos diferentes de cicatrização de feridas da mucosa oral demonstram que a redução da inflamação e da formação de cicatrizes são características universais do fenótipo de cicatrização superior observado na cavidade oral. A única exceção que tem sido observada são as feridas excisionais colocadas no palato duro do rato. Neste modelo, o tecido conjuntivo subjacente é extremamente fino, pelo que a profundidade da ferida atinge a superfície óssea periosteal e a cicatrização é lenta. Quase todas as outras feridas da mucosa oral, incluindo as feridas palatinas em humanos e porcos, cicatrizam mais rapidamente do que a pele. Nestes locais orais, as feridas apresentam menos inflamação do que as feridas cutâneas, com menor infiltração de neutrófilos, macrófagos e células T. A produção de citocinas também é reduzida nas feridas orais, incluindo a produção reduzida de IL-6, TNF e KC. Num estudo realizado por Maketal, as feridas da mucosa oral apresentavam significativamente menos mastócitos do que as feridas cutâneas aos 60 dias após a ferida no modelo do porco Duroc vermelho. O conteúdo de células de linfócitos T nas feridas também está significativamente diminuído nas feridas da mucosa oral no dia 7 após a lesão, em comparação com as feridas cutâneas em ratos. Em feridas excisionais orais e dérmicas de tamanho equivalente de tecidos de modelos murinos, os níveis reduzidos de TGF-b1 estão associados à cicatrização mínima da mucosa oral. Além disso, na mucosa oral, há um aumento de três vezes na produção de TGF-b3 em comparação com o tecido não ferido, 24 horas após a ferida. Schrementi et al. sugerem que os níveis alterados de TGF-b1 e -b3 desempenham um papel fundamental na cicatrização privilegiada da mucosa oral. Em conjunto, estes estudos contribuem para a conclusão de que a inflamação nas feridas da mucosa oral é muito menor do que nas feridas dérmicas.

A redução da inflamação observada nos locais de lesão da mucosa oral pode derivar parcialmente de processos de reparação mais rápidos, como a proliferação celular acelerada e a migração mais rápida. No entanto, parece estar envolvida uma diminuição inata da resposta inflamatória na ferida da mucosa oral. A resposta inflamatória reduzida nas feridas da mucosa oral faz lembrar os achados em modelos de cicatrização de feridas fetais. As feridas produzidas no feto no início ou a meio da gestação apresentam muito pouca, ou nenhuma, resposta inflamatória enquanto cicatrizam sem cicatrizes.[5]

CICATRIZAÇÃO DE TECIDOS DUROS: EXCISIONAL

FERIDA DENTOALVEOLAR

As fases inflamatória e proliferativa da cicatrização dos tecidos duros são semelhantes às dos tecidos moles. Forma-se um coágulo na cripta óssea e segue-se um processo inflamatório que envolve inicialmente PMNs e posteriormente macrófagos. Segue-se a formação de tecido de granulação com um componente angiogénico. No entanto, a fase de maturação da cicatrização dos tecidos duros difere marcadamente da dos tecidos moles, principalmente devido aos tecidos envolvidos: osso cortical, osso esponjoso, osso alveolar propriamente dito, endósteo, ligamento periodontal, cemento, dentina e tecido mucoperiosteal interno.

Osteoblastos: Osteogénese

A cicatrização de uma ferida óssea excisional com cerca de 1 cm de diâmetro é semelhante à de uma fratura de um osso longo. Progride de hematoma para inflamação, erradicação de detritos não vitais, proliferação de tecido de granulação, formação de calo, conversão de osso tecido em osso lamelar e, finalmente, remodelação das extremidades ósseas unidas. O coágulo que se forma inicialmente atrasa a cicatrização e deve ser removido para permitir a progressão da cicatrização da ferida.[2]

Uma das principais diferenças entre a cicatrização de feridas em tecidos moles e duros encontra-se no papel do osteoclasto. Funcionalmente, os osteoclastos actuam como uma unidade organizacional para remover o osso necrótico da margem da ferida, tal como os macrófagos removem os resíduos de tecido do coágulo. O tecido de granulação começa a proliferar a partir do ligamento periodontal cortado 2 a 4 dias após a ressecção da extremidade da raiz.[2]

Este tecido encapsula rapidamente a extremidade da raiz. Simultaneamente, a proliferação endosteal no coágulo ocorre a partir da superfície profunda da borda óssea da ferida. O coágulo na cripta óssea é rapidamente convertido numa massa de tecido de granulação. Para além das já referidas, vários tipos de células diferentes migram para o coágulo, incluindo células osteoprogenitoras, pré-osteoblastos e osteoblastos. Estas células iniciam a formação de tecido ósseo dentro da massa de tecido de granulação. A nova formação óssea é aparente cerca de 6 dias após a cirurgia.

Cerca de 3 a 4 semanas após a cirurgia, uma ferida óssea excisional está 75% a 80% preenchida com trabéculas rodeadas por células osteóides e osteoblásticas intensamente activas. Pode ser observado um periósteo em reforma na superfície exterior da ferida. É altamente celular e tem mais tecido conjuntivo fibroso orientado paralelamente ao plano da antiga placa cortical. 8 semanas após a cirurgia, as trabéculas são maiores e mais densas e os osteoblastos menos activos; estas células ocupam cerca de 80% da ferida original. Para além disso, há menos células osteóides associadas às trabéculas em maturação. O periósteo sobrejacente reformou-se e está em contacto com o osso recém-desenvolvido. O defeito ósseo está tipicamente preenchido com tecido ósseo 16 semanas após a cirurgia, mas a placa cortical ainda não está totalmente reformada. A maturação e a remodelação do tecido ósseo continuam por mais alguns meses.[2]

Cementoblastos: Cementogénese

Durante a regeneração dos tecidos perirradiculares, o cemento forma-se sobre a superfície das extremidades radiculares ressecadas cirurgicamente. As sequências espaciais e temporais exactas dos eventos que conduzem a esta formação de novo cemento permanecem indefinidas; no entanto, a cementogénese é importante porque o cemento é relativamente resistente à reabsorção (os osteoclastos têm pouca afinidade para se ligarem ao cemento).

A cementogénese começa 10 a 12 dias após a ressecção da extremidade da raiz. Os cementoblastos desenvolvem-se na periferia da raiz e prosseguem centralmente em direção ao canal radicular. Evidências consideráveis indicam que as células que regulam a cementogénese são derivadas de células ectomesenquimais do germe dentário propriamente dito e não do osso ou de outros tecidos circundantes. A migração e a fixação dos pré-cementoblastos à dentina da superfície radicular são monitorizadas por mediadores provenientes da própria dentina.[3] O cimento cobre a extremidade da raiz ressecada em aproximadamente 28 dias. As fibras recém-formadas do PDL mostram um realinhamento funcional que envolve a reorientação das fibras perpendicularmente ao plano da extremidade da raiz ressecada, estendendo-se do cemento recém-formado até as trabéculas ósseas tecidas. Isto ocorre cerca de 8 semanas após a cirurgia.[4]

MEDICAMENTOS SISTÉMICOS E CICATRIZAÇÃO DE FERIDAS

Bisfosfonatos

Os bisfosfonatos são normalmente utilizados para o tratamento da osteopenia, osteoporose, doença de Paget dos ossos, mieloma múltiplo e cancro metastático dos ossos, da mama e da próstata.

A potencial associação entre a utilização de bifosfonatos e a osteonecrose dos maxilares foi comunicada pela primeira vez em 2003.[15] O termo atualmente preferido para esta condição é *Osteonecrose associada a bisfosfonatos* (OAE).[11] A OAE pode ocorrer espontaneamente, mas está mais frequentemente associada a procedimentos dentários que envolvem trauma ósseo. As variáveis dos doentes que aumentam o risco de OAE incluem a idade (mais de 65 anos), a utilização crónica de corticosteróides, a utilização de bifosfonatos durante mais de 2 anos, o tabagismo, a diabetes e a obesidade.[16,17] O risco de OAE com os bifosfonatos orais habitualmente prescritos parece ser muito baixo, enquanto que os benefícios globais desta classe de medicamentos para a redução da morbilidade e mortalidade relacionadas com a anca, as vértebras e outras fracturas ósseas são significativos.

A incidência estimada de NB nos doentes que tomam bisfosfonatos orais varia entre 0 e 1 em 2260 casos, embora as extracções dentárias possam quadruplicar o risco de desenvolver NB.[11,17] O tratamento conservador e atempado da periodontite apical é essencial para reduzir o risco de NB nos doentes que tomam bisfosfonatos. Uma vez que a patose periapical pode exacerbar ou aumentar o risco[11] , a opção de não tratamento não é uma escolha viável.

As observações clínicas sugeriram a possibilidade de determinar quais os doentes que podem estar em maior risco de desenvolverem OAE, com base nos níveis séricos do telopeptídeo de ligação cruzada C-terminal do colagénio tipo I (CTX). Esta observação pode constituir uma ferramenta valiosa para a futura avaliação do risco, mas requer validação adicional antes de ser aceite de forma generalizada.

Glucocorticóides

Foi demonstrado que a terapêutica com glucocorticóides induz uma rápida perda óssea nos primeiros 3 meses de tratamento. Mesmo os esteróides inalados têm sido implicados como causa de perda óssea. A formação óssea é inibida, em parte, através de uma diminuição do tempo de vida e da função dos osteoblastos, de uma redução da taxa de aposição mineral e de um atraso na mineralização. Os marcadores bioquímicos da formação óssea (ou seja, osteocalcina e fosfatase alcalina específica do osso) são suprimidos. Para além deste efeito supressor primário, os glucocorticóides provocam uma reabsorção óssea acelerada. O número e a atividade dos osteoclastos aumentam durante a exposição precoce aos glucocorticóides. Com a utilização continuada de glucocorticóides, a rápida taxa de reabsorção óssea mediada por osteoclastos abranda, mas a supressão da formação óssea continua a ser a atividade esquelética dominante.14 Por conseguinte, a perda óssea é progressiva porque a reabsorção óssea excede cronicamente a formação óssea.

Anti-inflamatórios não esteróides

A homeostase óssea é regulada por muitos factores, incluindo as prostaglandinas (PGs). As PGs são importantes para o turnover ósseo normal e patológico e modulam a proliferação e as funções diferenciadas dos osteoblastos.[18] Os níveis de prostaglandinas E (PGE) e F (PGF) estão elevados na fase inicial da consolidação da fratura, e a administração de PGE2 aumentou a taxa de reparação óssea em vários estudos com animais.14 Os anti-inflamatórios não esteróides (AINEs) inibem a enzima ciclo-oxigenase (COX), que está envolvida na síntese de PGs. Este é o mesmo mecanismo pelo qual os AINEs controlam a dor. Ao inibir as enzimas COX e a subsequente produção de prostaglandinas, os AINEs atingem os efeitos anti-inflamatórios desejados, mas também impedem o aumento da produção de PGs necessária para a cicatrização óssea. Estudos in vitro utilizando modelos animais demonstraram que os AINEs inibem a proliferação de osteoblastos e estimulam a síntese proteica. Também foi demonstrado que estes fármacos atrasam a consolidação de fracturas e afectam negativamente a formação óssea em animais e humanos. Num estudo12, a utilização de AINEs reduziu a quantidade de crescimento ósseo num implante ortopédico.

Inibidores da ciclo-oxigenase-2

Embora tanto a COX-1 como a COX-2 tenham sido identificadas nos osteoblastos, os diferentes papéis das duas ciclo-oxigenases na formação óssea permanecem pouco claros. Um estudo que utilizou ratinhos sem COX-1 e COX-2 comparou os papéis das duas enzimas na consolidação de fracturas. Foi demonstrado que a COX-2 tem um papel essencial na formação óssea endocondral e intramembranosa durante a cicatrização de feridas. Os ratinhos sem COX-2 mostraram um atraso persistente na ossificação do tecido cartilagíneo. Não foi observada qualquer diferença na cicatrização de fracturas entre os ratinhos com nocaute para a COX-1 e o controlo de tipo selvagem utilizado neste estudo.[21] Estudos adicionais demonstraram um atraso persistente na cicatrização com AINEs COX-2; no entanto, esta diferença de efeito não foi aparente do ponto de vista clínico num estudo que examinou a cicatrização de feridas de fusão espinal.

REFERÊNCIAS

1. Turabelidze A. &luisa AD - Inflamação e cicatrização de feridas (Endodontic Topics 2011, 24, 26-38).

2. Harrison JW, Jurosky KA: Woundhealingin the tissues of the periodontium following periradicular surgery. 2. A ferida dissecada. J Endod 17:544, 1991.

3. Grzesik WJ, Narayanan AS: Cemento e cicatrização e regeneração de feridas periodontais. Crit Rev Oral Biol Med 13:474, 2002.

4. Gutmann JL, Harrison JW: Surgical endodontics, Londres, 1991, Blackwell Scientific Publications, p 468.

5. Clark RA: Regulação das fibroplasias na reparação de feridas cutâneas. Am J Med Sci 306:42, 1993.

6. Desmouliere A, Redard M, Darby I, Gabbiani G: A apoptose medeia a diminuição da celularidade durante a transição entre o tecido de granulação e a cicatriz. Am J Pathol 146:56, 1995.

7. Glowacki J: Angiogénese na reparação de fracturas. Clin Orthop Relat Res :S82, 1998.

8. Harrison JW, Jurosky KA: Cicatrização de feridas nos tecidos do periodonto após cirurgia perirradicular. I. A ferida incisional.J Endod 17:425, 1991.

9. Lorena D, Uchio K, Costa AM, Desmouliere A: Anel cicatricial normal: importância dos miofibroblastos. Wound Repair Regen 10:86, 2002.

10. Taub DD, Oppenheim JJ:Chemokines, inflammation and the immune system. Ther Immunol 1:229, 1994.

11. Assuntos RotCoS: Gestão dentária de pacientes que recebem terapia oral com bifosfonatos - recomendações do painel de peritos. Associação Dentária Americana, 2008.

12. Harder AT, An YH: The mechanisms of the inhibitory effects of nonsteroidal anti inflammatory drugs on bone healing: a concise review. J Clin Pharmacol 43:807, 2003.

13. Ho ML, Chang JK, Chuang LY, Hsu HK, Wang GJ: Efeitos dos fármacos anti-inflamatórios não esteróides e das prostaglandinas nas funções osteoblásticas. Biochem Pharmacol 58:983, 1999.

14. Keller J: Effects of indomethacin and local prostaglandin E2 on fracture healing in rabbits.Dan Med Bull 43:317, 1996.

15. Marx RE: Necrose avascular dos maxilares induzida por pamidronato (Aredia) e zoledronato (Zometa): uma epidemia crescente. J Oral Maxillofac Surg 61:1115,2003.

16. Marx RE, Sawatari Y, Fortin M, Broumand V: Osso exposto induzido por bisfosfonatos

(osteonecrose/osteopetrose) dos maxilares: factores de risco, reconhecimento, prevenção e tratamento. J Oral Maxillofac Surg 63:1567, 2005.

17. Mavrokokki T, Cheng A, Stein B, Goss A: Natureza e frequência da osteonecrose dos maxilares associada a bisfosfonatos na Austrália. J Oral Maxillofac Surg 65:415,2007.

18. Raisz LG: Bone cell biology: new approaches and unanswered questions. J Bone Miner Res 8:S457, 1993.

19. Weinstein RS, Chen JR, PowersCC, et al: Promoção da sobrevivência dos osteoclastos e antagonismo da apoptose dos osteoclastos induzida por bisfosfonatos pelos glucocorticóides. J Clin Invest 109:1041, 2002.

20. Weinstein RS, Jilka RL, Parfitt AM, Manolagas SC: Inibição da osteoblastogénese e promoção da apoptose de osteoblastos e osteócitos por glucocorticóides. Potenciais mecanismos dos seus efeitos deletérios no osso. J Clin Invest 102:274, 1998.

21. Zhang X, Schwarz EM, Young DA, Puzas JE, Rosier RN, O'Keefe RJ: A ciclo-oxigenase-2 regula a diferenciação das células mesenquimatosas na linhagem dos osteoblastos e está criticamente envolvida na reparação óssea [erratum aparece em J Clin Invest 2002 Oct;110(8):1211]. J Clin Invest 109:1405, 2002.

CAPÍTULO 3. AVALIAÇÃO PRÉ-OPERATÓRIA

A avaliação pré-operatória deve ter em conta tanto o tipo de procedimento planeado como o tipo de doente (ou seja, a saúde física e o estado psicológico). É evidente que os doentes saudáveis toleram melhor os procedimentos cirúrgicos do que os doentes clinicamente complexos. Os médicos devem antecipar e preparar-se para a inevitabilidade de tratar mais doentes medicamente complexos à medida que a população envelhece. Está além do escopo desta breve secção cobrir todas as considerações médicas possíveis; em vez disso, são apresentados os problemas mais comuns que podem exigir a modificação de um plano de tratamento cirúrgico endodôntico. Existem relativamente poucas contra-indicações absolutas para a cirurgia perirradicular em pacientes suficientemente bem para procurar cuidados num consultório dentário ambulatório. No entanto, se surgir alguma dúvida sobre a capacidade de um paciente tolerar um procedimento cirúrgico, é aconselhável uma consulta médica. Uma história clínica completa e a avaliação dos sinais vitais são partes necessárias da avaliação pré-cirúrgica.

FACTORES DO DOENTE

Doença sistémica

Embora existam poucas contra-indicações sistémicas gerais para a cirurgia endodôntica, pode ser necessário entrar em contacto com o especialista de um doente para avaliar a sua adequação ao tratamento cirúrgico sob anestesia local. Os factores podem tornar-se mais complexos se for considerada a anestesia geral. Essas condições sistémicas podem incluir as seguintes condições -

Doença cardíaca

Uma hipertensão grave pode aumentar o risco de complicações operatórias e de hemorragias pós-operatórias. Se a tensão arterial estiver significativamente elevada, o tratamento deve ser adiado até ser controlado por um médico especialista. Medicamentos como os beta-bloqueadores e os diuréticos não poupadores de potássio podem exacerbar os efeitos indesejáveis da adrenalina (epinefrina) nos anestésicos locais dentários, pelo que deve ser considerada a redução da dose. Os doentes com arritmias cardíacas e os que foram submetidos a transplante cardíaco são sensíveis aos anestésicos locais que contêm adrenalina, pelo que devem ser evitados. Os doentes medicados para a angina devem ter a sua medicação disponível, caso seja necessário. A sedação deve ser utilizada com precaução, uma vez que pode mascarar os sintomas de angina. Em doentes que sofreram enfarte do miocárdio, a cirurgia electiva deve ser adiada por pelo menos 3 meses e, idealmente, por 1 ano. Uma história prévia de endocardite infecciosa, febre reumática ou doença valvular cardíaca ou cirurgia requer profilaxia antibiótica.[13]

Doenças respiratórias

Os doentes com doença obstrutiva crónica das vias respiratórias (DCOA), como a bronquite crónica e o enfisema, podem ter dificuldade em permanecer deitados em posição supina durante longos períodos. A utilização de um dique de borracha pode não ser possível sem oxigénio suplementar de baixa concentração através de uma cânula nasal. Em casos de asma grave ou enfisema, a sedação intravenosa deve ser evitada devido ao risco de depressão respiratória. Os doentes devem ser encorajados a utilizar o seu inalador de salbutamol antes do início da cirurgia.[13]

Doenças hematológicas

A cirurgia de doentes em tratamento de leucemia deve ser efectuada durante as fases de remissão e entre os regimes de quimioterapia. O hematologista especializado deve ser consultado. Os doentes com doenças hemorrágicas congénitas, como a hemofilia A, a doença de Christmas ou a doença de von Willebrand, devem ser tratados num centro especializado. Os bloqueios do nervo alveolar inferior estão contra-indicados em doentes com perturbações hemorrágicas, a menos que tenha sido efectuada uma profilaxia adequada, uma vez que uma hemorragia pode deslocar-se em torno da faringe, provocando a obstrução das vias respiratórias.[13]

Doenças endócrinas

Os diabéticos devem ser os primeiros a ser tratados de manhã, depois de terem comido antes da cirurgia.15 Os doentes que tomam hipoglicemiantes orais devem omitir a dose matinal de hipoglicemiantes orais e recomeçar a terapêutica no pós-operatório. O doente deve ser monitorizado quanto a sinais de hipoglicemia. Todos os diabéticos correm um risco acrescido de infeção pós-operatória e devem ser-lhe prescritos antibióticos adequados. A eritromicina pode interagir com a glibenclamida e precipitar a hipoglicemia. A suplementação com esteróides pode ser necessária após doença adrenal ou cirurgia para tratamento de feocromocitoma. Devem ser evitados anestésicos locais que contenham adrenalina (epinefrina). Aconselha-se a consulta de um médico especialista.[13]

Doenças músculo-esqueléticas

Os doentes com osteopetrose (muito rara) podem estar anémicos ou a tomar corticosteróides, o que pode afetar o tratamento cirúrgico. A radioterapia da cabeça e do pescoço induz frequentemente osteoradionecrose, o que atrasa a cicatrização e aumenta o risco de infeção. O tratamento cirúrgico só deve ser efectuado num centro especializado. A incompetência das válvulas aórtica e mitral na síndrome de Marfan pode levar ao risco de endocardite infecciosa, que pode exigir profilaxia antibiótica. A utilização de sedativos benzodiazepínicos está contra-indicada em doentes com miastenia gravis devido às propriedades relaxantes musculares deste grupo de fármacos.[13]

CONSIDERAÇÕES ANATÓMICAS

A avaliação do acesso ao local da cirurgia é um dos passos mais importantes na seleção de casos para cirurgia perirradicular. Uma abertura oral pequena, músculos faciais activos, vestíbulo pouco profundo e osso alveolar vestibular espesso podem aumentar significativamente a dificuldade do procedimento, mesmo em casos que parecem simples ao exame radiográfico.

Mandíbula posterior

A estrutura anatómica primária de interesse para a cirurgia perirradicular na mandíbula posterior é o feixe neurovascular que percorre o canal mandibular e sai através do forame mental. A compreensão da relação anatómica típica é importante, mas ainda mais importante é uma avaliação do doente individual para desenvolver uma avaliação de risco específica do caso.

Fórnix vestibular - Um vestíbulo pouco profundo é normalmente um presságio de um osso alveolar mais espesso e de um acesso mais difícil à extremidade da raiz.

Forame mentoniano - Localiza-se entre e apicalmente ao primeiro e segundo pré-molares inferiores.4 Um investigador verificou que a localização média era de 16mm inferior à junção cementoesmalte (JCE) do segundo pré-molar, embora a variação fosse de 8 a 21mm, o que colocaria aproximadamente 20% dos forames no ápice radicular ou coronal a ele.

Quando é indicada uma incisão de libertação vertical, esta é normalmente efectuada no ângulo da linha mesial do canino mandibular. Esta localização é sempre mesial ao forame mental, porque o forame está localizado na área que vai desde o ápice do primeiro pré-molar inferior até ligeiramente distal ao segundo pré-molar.

Uma técnica alternativa para obter acesso aos dentes posteriores mandibulares envolve uma incisão de libertação distal entre o primeiro e o segundo molares mandibulares. Esta abordagem pode ser especialmente útil para aceder ao segundo pré-molar e ao primeiro molar inferiores.[10] Deve ter-se o cuidado de evitar a artéria facial, uma vez que esta atravessa o nível do fórnix vestibular inferior perto do primeiro molar inferior. O contacto inadvertido com a artéria facial é improvável se a incisão não for prolongada para além da profundidade do vestíbulo.

O nervo mental está envolto numa bainha relativamente resistente, e podem ser evitados danos permanentes se for utilizada uma dissecção romba cuidadosa na área. O traumatismo do nervo provocado por uma dissecção romba nesta área ou pela pressão de um retractor mal posicionado pode causar parestesia temporária, mas é muito menos provável que provoque lesões permanentes.

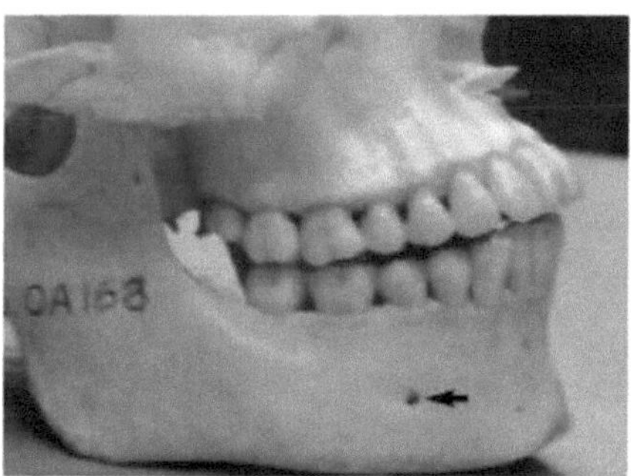

Vista lateral do crânio mostrando a espinha nasal anterior e a proximidade dos ápices das raízes anteriores do maxilar com o assoalho do nariz *(seta vermelha)*, bem como a localização típica do forame mental *(seta preta)*.

Canal mandibular - Os limites do canal mandibular são frequentemente mais difíceis de visualizar com técnicas radiográficas convencionais. Uma radiografia periapical paralela, posicionada horizontal ou verticalmente, geralmente pode fornecer uma imagem razoavelmente precisa da relação entre a borda superior do canal mandibular e os ápices radiculares. No entanto, por vezes, o canal mandibular não pode ser facilmente visualizado. Estes casos devem ser abordados com extrema cautela, uma vez que o aumento do risco de parestesia secundário a lesões nervosas pode ser um risco inaceitável para muitos pacientes.

Na dimensão vestíbulo-lingual, o canal mandibular segue normalmente um trajeto curvo desde a metade vestibular da mandíbula, perto da raiz distal do segundo molar, até à metade lingual da mandíbula, perto do primeiro molar, curvando-se depois novamente para a vestibular, perto do segundo pré-molar, à medida que sai do forame mental.[5] A distância vertical média entre o bordo superior do canal mandibular e o ápice distal da raiz do segundo molar inferior é de aproximadamente 3,5 mm. Esta distância aumenta gradualmente para aproximadamente 6,2 mm para a raiz mesial do primeiro molar inferior e para 4,7 mm para o segundo pré-molar. Esta relação proporciona normalmente uma maior margem de segurança para a cirurgia no primeiro molar inferior em comparação com o segundo pré-molar e especialmente com o segundo molar. A cirurgia no segundo molar inferior pode ser ainda mais complicada devido ao osso vestibular sobrejacente relativamente espesso, à inclinação lingual das raízes e à localização mais vestibular do canal mandibular. Isto não quer dizer que a cirurgia perirradicular não deva ser efectuada em segundos molares inferiores, mas sim que os riscos e benefícios relativos devem ser cuidadosamente considerados. Muitas vezes, a escolha mais prudente para um segundo molar inferior é um procedimento de reimplantação intencional ou a extração e colocação de um implante.

Maxila posterior

Seio **maxilar - A perfuração** do seio durante a cirurgia é bastante comum, com uma incidência relatada de cerca de 10% a 50% dos casos.[7] Mesmo sem patologia perirradicular, a distância entre os ápices radiculares dos dentes posteriores maxilares e o seio maxilar é por vezes inferior a 1 mm.[8] Uma lesão perirradicular inflamatória muitas vezes aumenta a probabilidade de exposição do seio durante a cirurgia. Felizmente, a perfuração do seio maxilar raramente resulta em problemas pós-operatórios a longo prazo.[8] A membrana do seio maxilar geralmente regenera-se, e uma fina camada de osso novo forma-se frequentemente sobre a extremidade da raiz, embora a regeneração óssea seja menos previsível.[7]

A regra geral de colocar uma incisão de libertação vertical pelo menos um dente mesial e distal ao local da cirurgia é especialmente importante quando existe a possibilidade de perfuração do seio, porque o local de exposição deve ser completamente coberto com o retalho mucoperiosteal para proporcionar o encerramento primário.

Se o seio maxilar for penetrado durante a cirurgia, devem ser tomados cuidados especiais para evitar que fragmentos de raiz infectados e detritos entrem no seio. A técnica de ressecção da raiz mais comummente utilizada envolve a trituração do ápice da raiz com uma broca de alta velocidade durante aproximadamente 3 mm na direção apical para coronal, e uma abertura pode permitir a entrada de detritos infectados no seio. A abertura do seio pode ser temporariamente ocluída com um material como a gaze Telfa, embora a gaze deva ser fixada para evitar a deslocação inadvertida para o seio. Pode ser colocada uma sutura através do material de acondicionamento para evitar a deslocação e facilitar a recuperação.

Raízes palatinas - As raízes palatinas dos molares superiores apresentam um desafio especial para o acesso cirúrgico. As raízes palatinas podem ser alcançadas através de uma abordagem vestibular (trans-antral) ou palatina. Um cirurgião descreveu uma abordagem trans-antral em que um retalho vestibular é refletido, as raízes vestibulares são ressecadas, o acesso da osteotomia ao seio é aumentado para aproximadamente 1 - 1,5 cm, e a ponta da raiz palatina é ressecada, preparada por ultra-sons e preenchida. O seio pode ser tapado com gaze húmida para apanhar detritos e deve ser irrigado com solução salina estéril após a conclusão da cirurgia.

Uma abordagem palatina à raiz palatina dos molares superiores pode parecer mais direta do que uma abordagem trans-antral, mas pode apresentar algumas dificuldades. A visibilidade no campo cirúrgico é reduzida, e a manipulação de instrumentos é mais difícil do que na maioria das abordagens vestibulares de rotina. Os doentes com uma abóbada palatina profunda e vertical são melhores candidatos a esta abordagem do que os indivíduos com um palato largo e pouco profundo. Um trato sinusal ou uma lesão grande na raiz palatina pode permitir um acesso mais fácil e uma melhor visualização da raiz palatina, uma vez que apenas seria necessária uma remoção óssea limitada. A posição da artéria palatina anterior deve ser cuidadosamente considerada quando a incisão é feita e o retalho refletido. Esta artéria emerge do forame palatino maior distal ao segundo molar superior na junção da secção vertical do processo alveolar e da porção plana do palato e continua anteriormente. Pode ser efectuada uma incisão de libertação vertical entre o primeiro pré-molar e o canino superiores, onde a artéria é relativamente estreita e se ramifica em artérias mais pequenas.

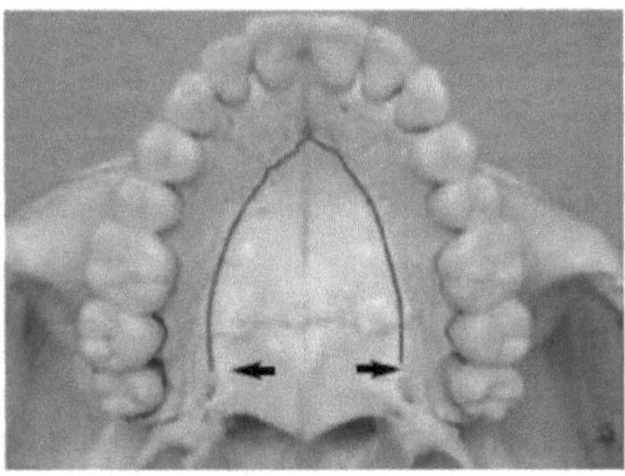

Vista palatina mostrando a posição do forame palatino maior *(setas)*. A localização aproximada da artéria palatina anterior está marcada em vermelho.

Maxila e mandíbula anteriores

A cirurgia perirradicular em dentes anteriores geralmente envolve menos riscos anatómicos e potenciais complicações do que em dentes posteriores. No entanto, o acesso ao ápice radicular em alguns pacientes pode ser inesperadamente difícil devido a raízes longas, um vestíbulo raso ou inclinação lingual das raízes. Os ápices radiculares dos incisivos centrais e laterais superiores podem estar muito próximos do assoalho do nariz e da espinha nasal anterior óssea. O canino superior médio tem cerca de 26 mm de comprimento e geralmente não apresenta dificuldades de acesso cirúrgico, mas a combinação de um vestíbulo raso e um comprimento de raiz maior do que a média pode complicar o acesso à área do ápice da raiz. Nestes casos, a criação de uma osteotomia apical à extremidade da raiz pode ser impossível. Uma abordagem alternativa para dentes com raízes longas e pontas de raiz na proximidade de estruturas anatómicas críticas é entrar no osso e ressecar a raiz a um nível de aproximadamente 3 mm coronal ao ápice. Depois de a ponta da raiz ser removida, a área apical à raiz pode ser inspeccionada e curetada conforme necessário. A cirurgia perirradicular em incisivos mandibulares é muitas vezes mais difícil do que o esperado. A combinação da inclinação lingual da raiz, um vestíbulo raso e uma protuberância mental proeminente podem aumentar o grau de dificuldade, assim como a proximidade de raízes adjacentes e a necessidade de ressecção perpendicular da extremidade da raiz e preparação para incluir um possível canal lingual perdido.

Avaliação clínica

Exame oral suplementar

Deverá ser efectuado um exame exaustivo, tendo em conta, nomeadamente

- Gânglios linfáticos regionais
- Inchaço
- Abertura da boca.

Exame intra-oral

Deve incluir:

- Estado geral da boca
- Presença de infeção local, inchaço e tractos sinusais
- Presença, quantidade e qualidade de restaurações, cáries e fissuras
- Qualidade de quaisquer restaurações de gesso (adaptação marginal, estética, historial de cimentação)
- Estado periodontal, incluindo a presença de profundidades de sondagem aumentadas isoladas
- Relação oclusal - o dente é uma unidade funcional ou tem potencial para funcionar?
- Teste de sensibilidade e percussão do dente suspeito, dos dentes adjacentes e do seu parceiro contra-lateral.[14]

Avaliação radiológica

Embora uma vista periapical paralela de cone longo dos dentes e das estruturas adjacentes forneça um bom rendimento de diagnóstico, podem ser obtidas informações adicionais (por exemplo, morfologia da raiz em dentes multirradiculares ou quando se suspeita de perfuração por um poste) tirando radiografias periapicais adicionais em ângulo (horizontal/vertical). Pelo menos 3 mm dos tecidos para além do ápice das raízes devem ser avaliados radiograficamente. Se se suspeitar de uma lesão perirradicular de grandes dimensões, podem ser necessárias outras radiografias, como um pantomograma dentário ou vistas oclusais. Se estiver presente um trato sinusal, deve ser tirada uma radiografia com um cone de guta-percha no local para delinear o trato. As radiografias históricas, se disponíveis, fornecem um guia longitudinal para as alterações no estado perirradicular.[14]

O elevado rendimento de diagnóstico da tomografia computorizada de feixe cónico foi descrito por Patel et al. com especial referência à avaliação dos dentes posteriores antes da cirurgia periapical. A utilização de radiografias dentárias deve, evidentemente, estar em conformidade com os regulamentos nacionais.[14] **Diagnóstico:** incluindo o conhecimento das doses de radiação. O objetivo de uma avaliação clínica e radiológica cuidadosa é fornecer informações sobre a natureza, a extensão e os possíveis factores etiológicos da doença, facilitando assim um diagnóstico diferencial.

PREPARAÇÃO DO DOENTE PARA A CIRURGIA

Questões de consentimento informado específicas da cirurgia

O paciente deve ser cuidadosamente informado sobre os benefícios, riscos e outras opções de tratamento e deve ter a oportunidade de fazer perguntas. O inchaço pós-operatório, as nódoas negras, a hemorragia e as infecções são complicações possíveis que, normalmente, são auto-limitadas ou facilmente controláveis. Embora a incidência de complicações graves relacionadas com procedimentos cirúrgicos seja muito baixa, os doentes devem ser informados de quaisquer riscos específicos da sua situação. A atenção imediata a quaisquer complicações cirúrgicas e o acompanhamento exaustivo são essenciais do ponto de vista médico-legal.

Pré-medicação: AINEs, antibióticos, clorexidina e sedação consciente

A administração de um AINE, antes ou até 30 minutos após a cirurgia, melhora a analgesia pós-operatória.[11] Os AINEs revelaram-se geralmente mais eficazes na gestão da dor pós-operatória da cirurgia oral do que o placebo ou as combinações de acetaminofeno e codeína.[2] A combinação da administração pré-operatória de um AINE com a utilização de um anestésico local de ação prolongada pode ser particularmente útil para reduzir a dor pós-operatória. Estão disponíveis muitos tipos de AINEs, mas o ibuprofeno continua a ser o padrão habitual de comparação. O ibuprofeno 400 mg proporciona uma analgesia aproximadamente igual à obtida com morfina 10 mg e significativamente superior à obtida com codeína 60 mg, tramadol 100 mg ou acetaminofeno 1000 mg.[9] A eficácia analgésica do ibuprofeno tende a estabilizar por volta dos 400 mg *(efeito de teto),* embora se possa esperar um ligeiro aumento do potencial analgésico em doses até 800 mg.

O valor da profilaxia antibiótica antes ou depois da cirurgia oral é controverso, e a melhor evidência disponível atualmente não suporta o uso rotineiro de antibióticos profiláticos para a cirurgia perirradicular. Para a maioria dos pacientes, acredita-se que os riscos da antibioticoterapia indiscriminada são maiores do que os potenciais benefícios.[12] A incidência de infeção após cirurgia oral em pacientes saudáveis é muito baixa. Um investigador relatou que apenas 1% dos pacientes desenvolveram infecções após extracções de terceiros molares. Embora a utilização rotineira de antibióticos profilácticos para cirurgia perirradicular não seja atualmente recomendada, o julgamento clínico é importante para determinar as excepções à regra geral. Por exemplo, os doentes imunocomprometidos podem ser bons candidatos para a cobertura antibiótica profiláctica. Certas categorias de doentes medicamente complexos também podem beneficiar de cobertura antibiótica. Os doentes diabéticos demonstraram uma capacidade de cicatrização prejudicada após o tratamento não cirúrgico do canal radicular e um padrão semelhante de cicatrização atrasada ou prejudicada pode surgir em estudos de resultados cirúrgicos.

O gluconato de clorexidina (0,12%) é frequentemente recomendado como enxaguamento bucal para reduzir o número de microrganismos superficiais no campo cirúrgico, e a sua utilização pode ser continuada durante a fase de cicatrização pós-operatória.[1] A clorexidina pode ser útil para reduzir o risco de infeção pós-operatória após a cirurgia oral. Um regime empírico útil consiste em fazer com que o doente faça um bochecho durante 30 segundos, duas vezes por dia, começando 1 ou 2 dias antes da cirurgia e continuando até à remoção das suturas. A sedação consciente, quer através de um sedativo administrado por via oral, quer através de analgesia por inalação de óxido nitroso/oxigénio, pode ser útil para os doentes que estão ansiosos em relação ao procedimento cirúrgico ou ao tratamento dentário em geral. Com a sedação consciente oral, deve ser utilizada a oximetria de pulso para monitorizar o pulso e a saturação de oxigénio no sangue durante a cirurgia. Tal como acontece com todos os fármacos administrados por via oral, a dosagem não pode ser rigorosamente titulada, pelo que o efeito do agente varia um pouco. Um protocolo típico é uma dose única à hora de deitar na noite anterior ao procedimento e uma segunda dose 1 hora antes do início da cirurgia. O doente não deve conduzir de ou para o consultório e deve ter um adulto responsável para o ajudar, se necessário.

REFERÊNCIAS

1. Assuntos RotCoS: Gestão dentária de pacientes que recebem terapia oral com bifosfonatos - recomendações do painel de peritos. Associação Dentária Americana, 2008.

2. Ahlstrom U, Bakshi R, Nilsson P, Wahlander L: A eficácia analgésica do diclofenac dispersível e do ibuprofeno na dor pós-operatória após extração dentária. *Eur J Clin Pharmacol* 44:587, 1993.

3. Byrne BE, Tibbetts LS: Sedação consciente e agentes para o controlo da ansiedade. Em Ciancio SG, editores: *ADA guide to dental therapeutics,* ed 3, Chicago,2003, American Dental Association, p 17.

4. Cutright B, Quillopa N, Schubert W: Uma análise antropométrica dos forames-chave para a cirurgia maxilofacial. *J OralMaxillofac Surg* 61:354, 2003. Denio

5. D, Torabinejad M, Bakland LK: Relação anatómica do canal mandibular com as estruturas circundantes em mandíbulas maduras. *J Endod* 18:161, 1992 Denio

6. Dionne RA, Snyder J, Hargreaves KM: Eficácia analgésica do flurbiprofeno em comparação com acetaminofeno, acetaminofeno mais codeína e placebo após a remoção de terceiros molares impactados. *J OralMaxillofac Surg* 52:919, 1994.

7. Ericson S, Finne K, Persson G: Resultados da apicoectomia de caninos, pré-molares e molares superiores, com especial referência à comunicação oroantral como fator de prognóstico. *Int J Oral Surg* 3:386, 1974.

8. Hauman CH, Chandler NP, Tong DC: Implicações endodônticas do seio maxilar: uma revisão. *Int Endod J* 35:127, 2002

9. McQuay H, Moore R: *An evidence-based resource for pain relief,* Oxford, 1998, Oxford University Press.

10. Moiseiwitsch JR: Evitando o forame mental durante a cirurgia periapical. *J Endod* 21:340, 1995.

11. Sisk AL, Mosley RO, Martin RP: Comparação do diflunisal pré-operatório e pós-operatório para a supressão da dor pós-operatória. *JOralMaxillofacSurg* 47:464, 1989

12. Tong DC, Rothwell BR: Antibiotic prophylaxis in dentistry: a review and practice recommendations. *J AmDent Assoc* 131:366, 2000.

13. Rhodes JS, Introdução à endodontia cirúrgica. (In Advanced Endodontics Clinical Retreatment and Surgery.2006, Pg no. 147-162).

14. Directrizes para a endodontia cirúrgica; (versão 2: 2012)

CAPÍTULO 4. INSTRUMENTOS E PREPARAÇÃO DO BLOCO OPERATÓRIO

Os instrumentos foram concebidos para tirar o máximo partido da maior visibilidade obtida com os microscópios cirúrgicos dentários, endoscópios e orascópios. Uma melhor visualização do local da cirurgia teria um valor limitado sem instrumentos microcirúrgicos, tais como pontas ultra-sónicas para a preparação da extremidade da raiz e microespelhos para inspecionar a extremidade da raiz. Esta configuração não é um guia definitivo para o armamentário cirúrgico, mas sim um ponto de partida adequado e eficiente para a maioria dos procedimentos cirúrgicos perirradiculares. Embora o número de instrumentos possa ser facilmente duplicado ou mesmo triplicado, a facilidade de localização de um instrumento específico é inversamente proporcional ao número de instrumentos numa bandeja. Os instrumentos especializados podem ser mantidos prontamente disponíveis em sacos ou tabuleiros esterilizados separados e abertos conforme necessário. Um cirurgião experiente pode utilizar uma grande variedade de instrumentos para obter excelentes resultados.[1]

Os cirurgiões habituados a utilizar microscópios, endoscópios, orascópios e instrumentos microcirúrgicos têm grande dificuldade em regressar à cirurgia de "campo escuro".

São os seguintes os instrumentos utilizados na cirurgia perirradicular[2] .

1. Cabo de bisturi com lâmina Bard-Parker n.º 15C
2. Espelho bucal Superfície frontal n.º 4;
3. Chifre de vaca DE explorador
4. N.º 16 DE explorador endodôntico; sonda periodontal
5. Curetas para periósteo
6. Curetas de osso
7. Escalador Morse n.º 00 (Ransom e Randolph)
8. Elevadores periosteais

9. Retractores de retalho

10. Alicate de algodão de bloqueio

11. Suporte do material de enchimento da extremidade da raiz

12. Condensador de enchimento de raiz

13. Microespelhos à frente

14. Suporte de agulha

15. Suturas

16. Microscópios

17. Pontas ultra-sónicas

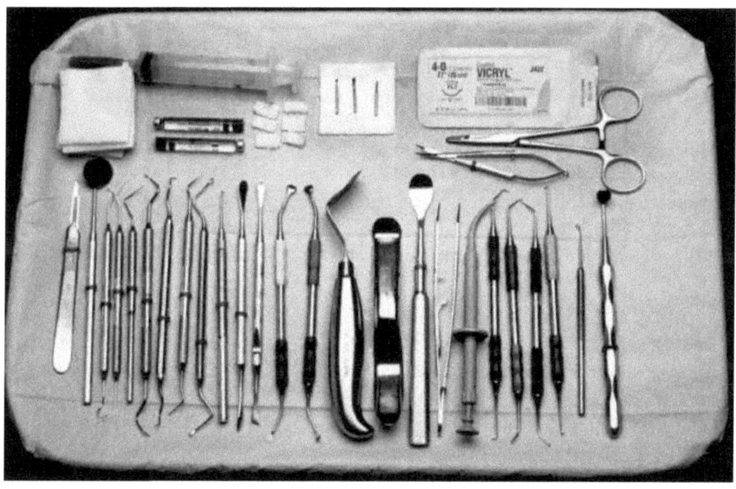

Sugestão de preparação de instrumentos cirúrgicos. **Fila superior**: Gaze extra de 2 polegadas x 2 polegadas; seringa de irrigação com soro fisiológico estéril (Monoject); dois carpos extra de lidocaína 1/50.000 epinefrina; gaze de teflon cortada em pequenos quadrados; brocas de carboneto FG de comprimento cirúrgico n.º 6, n.º 8 e n.º H267 (Brassler); sutura Vicryl 4-0 (Poliglactina 910); porta-agulhas; tesoura. **Fila inferior:** cabo de bisturi com lâmina Bard-Parker n.º 15C; espelho bucal, superfície frontal n.º 4; explorador DE de corno de vaca; explorador endodôntico DE n.º 16; sonda periodontal; curetas de periósteo; curetas de osso; raspador Morse n.º 00 (Ransom e Randolph); elevadores periosteais; retractores de retalho; alicates de algodão com fecho; porta-material de obturação radicular; condensador de obturação radicular; microespelhos da superfície frontal. Os instrumentos necessários para a cirurgia endodôntica são previamente organizados no tabuleiro cirúrgico com uma colocação lógica por ordem de utilização, da esquerda para a direita. Os instrumentos são esterilizados e embalados de forma a estarem prontos a ser utilizados.

Iluminação e ampliação melhoradas

A arte de lidar com tecidos delicados em locais difíceis é uma descrição popular do tratamento dos canais radiculares. Os endodontistas lideraram o caminho na utilização de tecnologias avançadas para melhorar a visão. Os binóculos cirúrgicos que proporcionam uma ampliação de 2 a 3,5 vezes, os faróis de operação e a iluminação de fibra ótica fazem parte do armamento dos endodontistas há muitos anos.

A ampliação adicional (até 32 vezes) do campo cirúrgico pode beneficiar o médico.[3]

Além disso, os endodontistas consideram que a quantidade e a qualidade da luz no campo de trabalho são tão importantes como a ampliação. A iluminação coaxial e a ótica melhorada de um MO permitem uma melhor distinção entre a estrutura óssea e a estrutura dentária. Em medicina, o MO é normalmente utilizado em oftalmologia, otorrinolaringologia, bem como em cirurgia neuro-vascular.[3]

As estruturas que são dificilmente detectáveis a olho nu tornam-se mais visíveis com o microscópio. A identificação de minúsculas aberturas de canais, linhas de fratura incipientes e outros achados anatómicos importantes torna-se rotina. Por exemplo, um istmo corre frequentemente entre dois canais na raiz mesial-bucal do primeiro molar superior. Estes pequenos istmos contêm restos de tecido pulpar e devem ser incluídos nas preparações da cavidade da extremidade da raiz e nas obturações durante a cirurgia endodôntica.[3]

A ampliação e a iluminação proporcionadas pela OM facilitam a localização desses istmos, permitindo que sejam preparados e obturados juntamente com os canais principais. Em 1998, a Associação Americana de Endodontistas reconheceu o importante papel que o OM desempenharia na cirurgia endodôntica.[3]

Atualmente, os *Padrões de Acreditação para Programas de Formação Avançada em Endodontia* exigem que todos os estudantes em formação de especialidade avançada em endodontia demonstrem formação clínica ao nível da competência para realizar procedimentos endodônticos não cirúrgicos e cirúrgicos utilizando microscopia. O microscópio também serve como uma ferramenta educacional útil. Com potencial para vídeo incorporado, o microscópio fornece aos estudantes e profissionais uma ferramenta para observar procedimentos ao vivo e para ver gravações de vídeo numa data posterior. Os doentes ficam maravilhados quando têm a oportunidade de ver os espaços minúsculos e remotos em que os dentistas e endodontistas trabalham habitualmente. A educação dos pacientes é melhorada quando estes podem ver exatamente o que o profissional propõe ou realizou durante as consultas pré e pós-tratamento. Os pacientes não só apreciam a qualidade do serviço prestado com a ajuda de uma ampliação de alto nível, como também têm muito mais facilidade em perceber o valor desses procedimentos.[3]

Um novo dispositivo chamado "**endoscópio**" foi introduzido recentemente na cirurgia endodôntica. Essencialmente, o endoscópio é semelhante ao dispositivo que os médicos utilizam para efetuar procedimentos artroscópicos para reparar joelhos danificados, remover a vesícula biliar e visualizar o interior do coração durante a cirurgia de coração aberto. Tal como o OM, o endoscópio proporciona uma iluminação e ampliação melhoradas durante a microcirurgia endodôntica.

Miniaturização de instrumentos

A ampliação na cirurgia endodôntica levou à miniaturização dos instrumentos cirúrgicos endodônticos.

Todo o armamento do cirurgião endodôntico melhorou para facilitar o tratamento preciso das estruturas dentárias com ampliações de 15 a 32 vezes. Muitos instrumentos dentários operatórios e cirúrgicos padrão deixaram de ser úteis ou apropriados para a cirurgia quando se utiliza a OM. **Os microescalpelos** utilizados em oftalmologia foram introduzidos para facilitar incisões mais precisas e desenhos de retalhos biologicamente sólidos que protegem a anatomia e o fornecimento vascular aos tecidos reflectidos. Os microscalpels permitem o contorno adequado da incisão em espaços interproximais apertados. Uma melhor gestão dos tecidos moles produz menos trauma no local da cirurgia, bem como uma cicatrização mais rápida e mais estética do retalho cirúrgico.[3]

As peças de mão ultra-sónicas piezoeléctricas actuais têm quase um quarto do tamanho das peças de mão com micro-cabeças utilizadas antigamente para a preparação cirúrgica da cavidade da extremidade radicular. Existe uma variedade de pontas de aço inoxidável e revestidas a diamante, com cerca de 0,25 mm de diâmetro e 3 mm de comprimento, para se adaptarem à maioria das situações. As pontas ultra-sónicas são colocadas na lata de modo a que, quando activadas, as paredes da preparação fiquem paralelas ao longo eixo da raiz até uma profundidade de cerca de 3 mm. Estes instrumentos também permitem um acesso mais fácil e uma melhor preparação e preenchimento dos istmos intracanais revelados por uma ampliação melhorada.[3]

Outro desenvolvimento na cirurgia endodôntica foi a introdução do **microespelho cirúrgico.** Disponível numa variedade de formas e tamanhos, este instrumento torna possível visualizar o canal preparado enquanto se utiliza a OM e confirmar a integridade da preparação apical e do selamento. Tradicionalmente, os profissionais secavam os preparos apicais com pontas de papel antes de colocarem os materiais de obturação na extremidade da raiz.

Um **irrigador microcirúrgico** recentemente desenvolvido encaixa agora na seringa de fluxo triplo e permite o microcontrolo direcional do ar e da água. Este instrumento permite que a preparação apical seja completamente enxaguada, seca e inspeccionada com espelhos microcirúrgicos antes da colocação de um material de preenchimento da extremidade radicular.

Atualmente, os profissionais podem efetuar preparações apicais com um elevado nível de confiança e precisão com a combinação de visualização microscópica, microespelhos, pontas ultra-sónicas e irrigadores microcirúrgicos. Juntamente com **transportadores, condensadores e conectores em miniatura,** os endodontistas podem agora identificar e tratar de forma previsível a anatomia complexa do canal radicular, muitas vezes negligenciada no passado.[3]

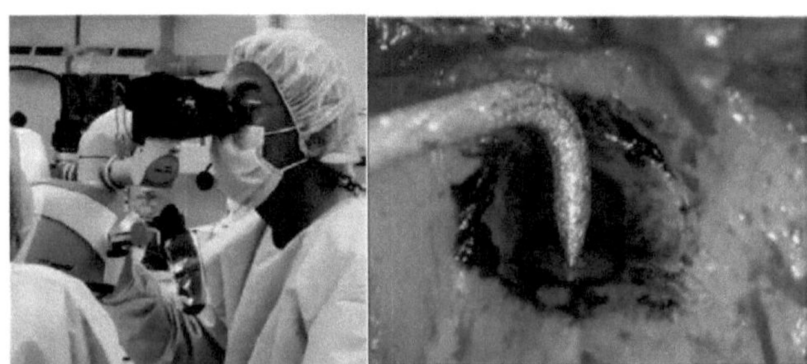

An endodontist performing microsurgery using an operating microscope.

An ultrasonic tip (KiS tip #1) in action: a 4mm diameter osteotomy and 3mm tip length.

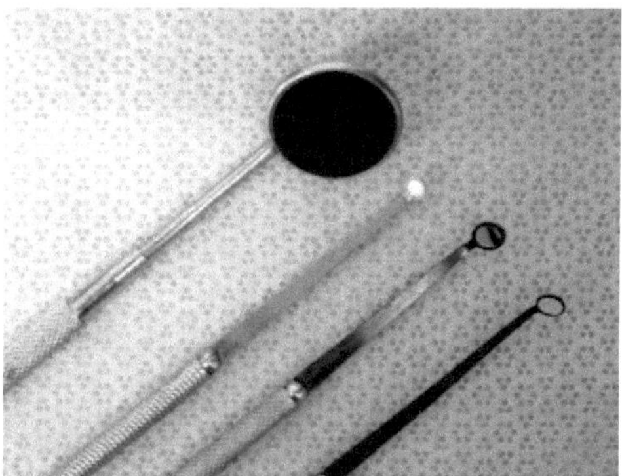

Comparação entre o espelho bucal padrão nº 5 *(em cima)* e os microespelhos revestidos a diamante (CK Dental Specialties).

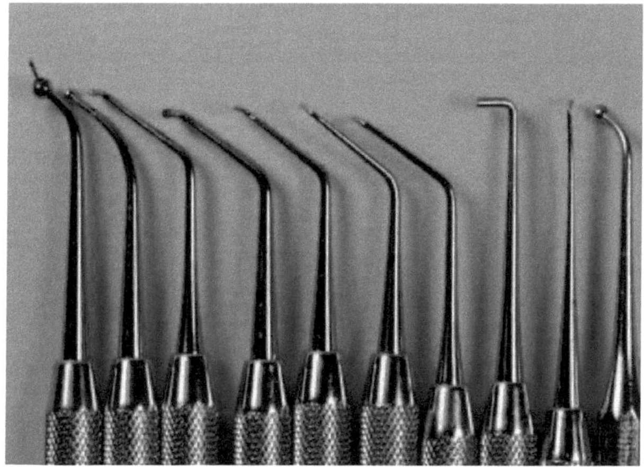

Microcondensadores de formas e tamanhos variados para enchimento do extremo da raiz.

Microscópio Operacional

Um dos desenvolvimentos mais significativos da última década na endodontia foi a utilização do microscópio operatório na endodontia cirúrgica.[6] As disciplinas médicas (por exemplo, neurocirurgia, otorrinolaringologia e oftalmologia) incorporaram o microscópio na prática 20 a 30 anos antes de nós. Atualmente, é inconcebível que certos procedimentos em medicina sejam realizados sem o auxílio do microscópio.

O microscópio operatório proporciona benefícios importantes para a microcirurgia endodôntica das seguintes formas:

1. O campo cirúrgico pode ser inspeccionado com grande ampliação, de modo a que detalhes

anatómicos pequenos mas importantes, por exemplo, o ápicc extra ou os canais laterais, possam ser identificados e geridos. Além disso, a integridade da raiz pode ser examinada com grande precisão para detetar fracturas, perfurações ou outros sinais de danos.

2. A remoção dos tecidos doentes é precisa e completa.

3. A distinção entre o osso e a ponta da raiz pode ser feita facilmente com uma ampliação elevada, especialmente com coloração de azul de metileno.

4. Com uma ampliação maior, a osteotomia pode ser reduzida (3-4 mm), o que resulta numa cicatrização mais rápida e num menor desconforto pós-operatório.

5. As técnicas cirúrgicas podem ser avaliadas, por exemplo, se o tecido granulomatoso foi completamente removido da cripta óssea.

6. O stress profissional e físico é reduzido, uma vez que a utilização do microscópio requer uma postura erecta. Mais importante ainda, o ambiente clínico é menos stressante quando os médicos podem ver claramente o campo operatório.

7. O número de radiografias pode ser reduzido ou eliminado porque o cirurgião pode inspecionar o ápice ou ápices direta e precisamente.

8. As gravações de vídeo ou de câmaras digitais de procedimentos podem ser utilizadas eficazmente para a educação de doentes e estudantes.

9. A comunicação com os dentistas que encaminham os pacientes é significativamente melhorada.

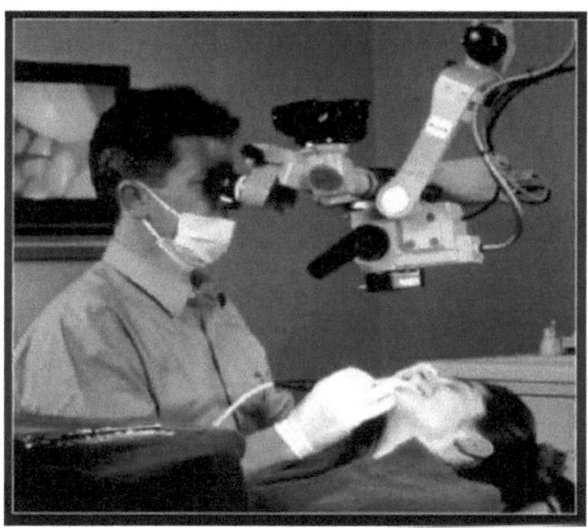

Um ambiente clínico moderno em que o microscópio proporciona não só uma vantagem clínica mas também ergonómica.

Dadas estas vantagens clínicas e profissionais, a realização de cirurgia apical sem ampliação já não é adequada ou defensável. É desvantajoso para o endodontista responsável pelo tratamento, bem como para o doente. Alguns podem afirmar que a utilização de lupas 3x ou 4x é suficiente; no entanto, os clínicos que utilizam o microscópio argumentam que as lupas não proporcionam uma ampliação suficiente para detetar pormenores cruciais. É interessante o facto de existir uma diferença substancial no resultado da cirurgia entre os estudos que utilizam o microscópio[6] e os que não utilizam[7] . Embora estes não sejam estudos controlados aleatórios que comparem diretamente estas duas abordagens, acreditamos que os resultados cirúrgicos são melhorados quando o clínico pode examinar cuidadosamente a superfície da raiz ressecada e que a omissão deste passo mais crítico na microcirurgia tem um efeito direto no resultado da cirurgia. A utilização de lupas é o primeiro passo e uma mudança bem-vinda em relação à visão sem ajuda, mas a ampliação e a iluminação efectivas requerem o microscópio operatório.

TABELA- Ampliações para diferentes fases da cirurgia[8]

Ampliação	**Procedimento**
Baixa (x4 a x8)	Orientação, inspeção do local da cirurgia, osteotomia, alinhamento das pontas cirúrgicas, preparação da extremidade da raiz e sutura

Gama média (x8 a x14)	A maioria dos procedimentos cirúrgicos, incluindo a hemostase. Remoção de tecido de granulação, deteção de pontas de raiz, apicoectomia, preparação da extremidade da raiz, obturação da extremidade da raiz
Elevado (x14 a x26)	Inspeção da superfície da raiz ressecada e da obturação da extremidade da raiz, observação de detalhes anatómicos finos, documentação

Para apreciar o que um microscópio cirúrgico pode fazer, é essencial compreender o seu funcionamento. As partes principais podem ser divididas em 3 grupos.[9]

1) Ampliação

2) Iluminação

3) Acessórios

I. A MAGNIFICAÇÃO é determinada por:

a) Peças oculares disponíveis em potências de X. 3X, 10X, 12,5X, 16X, 20X. São constituídas por

1) Um lado de visualização com copo de borracha

2) Regulação ajustável das dioptrias (-5 a +5).

3) Binóculos que servem para segurar a ocular, que pode ser reta, inclinada ou inclinável e com uma distância focal mais curta ou mais longa

b) Modificador de ampliação que pode ser um modificador manual de 3/5 passos ou um carregador de zoom elétrico.

c) Lentes objectivas cuja distância focal (que varia entre 100 mm e 400 mm) determina a distância operacional entre a lente e o campo cirúrgico.

II. ILUMINAÇÃO: É feita principalmente por meio de uma lâmpada de halogéneo de xénon de 100 watts, cuja intensidade é controlada por um reóstato e arrefecida por uma ventoinha. A iluminação é principalmente coaxial com a linha de visão, o que significa que a luz é focada entre as peças oculares para que não sejam visíveis sombras. Isto é possível graças à utilização da ótica galileana.

III. ACESSÓRIOS:

1) Punhos de pistola ou de bicicleta

2) Ecrã de cristais líquidos (LCD) e monitores de alta resolução que recebem sinais de vídeo das câmaras.

3) Câmara de vídeo integrada

4) Óculo com campo retilíneo: utilizado para o alinhamento durante a gravação vídeo e a fotografia de 35 mm.

A ANATOMIA DO MICROSCÓPIO OPERATÓRIO

O microscópio operatório é constituído por três componentes principais: a estrutura de suporte, o corpo do microscópio e a fonte de luz.[17]

A estrutura de apoio

É essencial que o microscópio seja estável durante o funcionamento, mas que permaneça manobrável com facilidade e precisão, particularmente quando utilizado em alta potência.[12] A estrutura de suporte pode ser montada no chão, no teto ou na parede. À medida que a distância entre o ponto de fixação e o corpo do microscópio diminui, a estabilidade da configuração aumenta. Em ambientes clínicos com tectos altos ou paredes distantes, é preferível a montagem no chão. Embora se afirme que pode ser facilmente deslocado de uma sala de operações para outra, na realidade, é muito complicado fazê-lo e é uma forma muito ineficaz de utilizar um microscópio.[17]

O corpo do microscópio

O corpo do microscópio é o componente mais importante do instrumento e contém as lentes e os prismas responsáveis pela ampliação e pela estereopsia. O corpo do microscópio é constituído por oculares, binóculos, fator de mudança de ampliação e a lente objetiva.

As oculares estão geralmente disponíveis em potências de 10X, 12,5X, 16X e 20X. As mais utilizadas são as de 10X e 12,5X. A extremidade de cada ocular tem um copo de borracha que pode ser virado para baixo para os médicos que usam óculos. As oculares também têm definições de dioptria ajustáveis. As definições de dioptria variam entre -5 e +5 e são utilizadas para ajustar a acomodação, que é a capacidade de focar a lente dos olhos.[17]

Os binóculos contêm as oculares e permitem a regulação da distância interpupilar. A sua distância focal é de 125 ou 160 mm. Alinham-se manualmente ou por meio de um pequeno botão até que os dois círculos divergentes de luz se combinem para afetar um único foco. Uma vez efectuada a regulação das dioptrias e da distância interpupilar, não deve ser necessário alterá-las até que o microscópio seja utilizado por um cirurgião com requisitos ópticos diferentes. Os binóculos estão disponíveis com tubos rectos, inclinados ou inclináveis.[17]

Os binóculos de tubo reto estão orientados de modo a que os tubos fiquem paralelos à cabeça do microscópio. São geralmente utilizados em otologia e não são adequados para a medicina dentária. Os tubos inclinados são fixados num ângulo de 45° em relação à linha de visão do microscópio. Os tubos inclináveis são ajustáveis através de uma gama de ângulos e permitem ao médico estabelecer sempre uma posição de trabalho muito confortável. Por conseguinte, é óbvio que, mesmo que mais caro, o binóculo inclinável é sempre preferível.[17]

Os comutadores de ampliação estão disponíveis como comutadores manuais de 3, 5 ou 6 passos, ou um comutador de zoom motorizado. Estão localizados na cabeça do microscópio. Os comutadores manuais consistem em lentes montadas numa torre que está ligada a um seletor localizado na parte lateral do microscópio.[17]

A ampliação é alterada rodando o seletor. Um alterador de zoom de potência é uma série de lentes que se movem para trás e para a frente num anel de focagem para proporcionar uma vasta gama de factores de ampliação. A focagem com um microscópio power zoom é efectuada por um pedal de controlo ou por um botão de controlo manual localizado na cabeça do microscópio. A vantagem dos comutadores de zoom de potência é que evitam a perturbação visual momentânea ou o salto que ocorre com os comutadores de passo manuais quando o médico roda a torre e avança para cima ou para baixo na ampliação. As desvantagens são as seguintes: a excursão da ampliação mínima para a máxima é bastante lenta, ao passo que é muito mais rápida com os comutadores manuais; o número de lentes é muito superior ao dos comutadores manuais, o que implica uma maior absorção de luz; os comutadores com zoom de potência são muito mais caros.[17]

A ampliação total (TM) de um microscópio depende da combinação das quatro variáveis: (1) distância focal do binóculo (FLB);(2) distância focal da lente objetiva (FLOL);(3) potência da ocular (EP);

A focagem fina pode ser feita manualmente, utilizando o dispositivo integrado na lente objetiva, ou rodando um botão de focagem fina, que eleva todo o corpo do microscópio, ou através de um pedal elétrico de controlo do fator de ampliação do comutador (MF).

A fonte de luz

A fonte de luz é uma das características mais importantes de um microscópio operatório. Para além da ótica, a fonte de luz é responsável por operar em campos operatórios pequenos e profundos, como o canal radicular. Isto é possível porque o microscópio fornece uma iluminação coaxial potente, o que significa que a luz é coaxial com a linha de visão e elimina a presença de quaisquer sombras.

Alguns microscópios fornecem um duplo feixe de luz, de modo a que o campo operatório receba a luz de dois ângulos diferentes. Este tipo de iluminação deve ser evitado; embora a iluminação seja aparentemente dupla, na realidade nenhum dos dois feixes de luz é coaxial. Por conseguinte, será impossível obter luz suficiente no interior do canal radicular.

Estão normalmente disponíveis dois sistemas de fontes de luz: luz de halogéneo e luz de xénon. A luz de halogéneo não fornece frequentemente iluminação suficiente para uma documentação de qualidade, especialmente em potências mais elevadas. A luz de xénon é muito mais potente e fornece uma luz mais brilhante a cerca de 5.000° Kelvin, aproximando-se da luz do dia. Em ambos os casos, a intensidade da luz é controlada por um reóstato e arrefecida por uma ventoinha. Depois de a luz atingir o campo cirúrgico, é reflectida através da lente objetiva, através das lentes do alterador de ampliação e através dos binóculos, saindo depois para os olhos como dois feixes de luz separados. A separação dos feixes de luz é o que produz o efeito estereoscópico que permite ao médico ver a profundidade de campo.[17]

Alguns microscópios são capazes de focar a luz num diâmetro mais pequeno. Com uma ampliação mínima, a área iluminada tem cerca de 6 cm de diâmetro. A mesma área é iluminada quando trabalhamos com uma ampliação média ou máxima, enquanto a área do campo operatório é muito mais pequena, talvez menos de 1 cm. Para evitar isto e para concentrar a luz onde é realmente útil, alguns fabricantes produzem um condensador que não só reduz o tamanho do campo de iluminação (como qualquer diafragma pode fazer), mas principalmente condensa num pequeno ponto a mesma quantidade de luz que, com uma pequena ampliação, está a iluminar uma área maior

Acessórios

Alguns microscópios são construídos com componentes fixos e não permitem a inserção de quaisquer acessórios. Outros podem ser personalizados com acessórios como o microscópio assistente e ferramentas de documentação, como uma câmara de 35 mm e uma câmara de vídeo. Para fornecer luz a estes acessórios, deve ser inserido um divisor de feixe no trajeto da luz que regressa aos olhos do operador entre os binóculos e o alterador de ampliação. O divisor de feixe divide cada trajeto de luz em duas partes (50:50); uma vai para o olho do operador e a outra vai para o acessório. Normalmente, metade da luz do feixe esquerdo vai para o microscópio assistente e metade da luz do feixe direito vai para os acessórios de documentação. Por outras palavras, isto significa que o nosso assistente dentário verá o que nós vemos com o nosso olho esquerdo e nós documentaremos o que vemos com o nosso olho direito. Além disso, mesmo que a assistente dentária tenha os seus binóculos, não pode ter uma visão estereoscópica porque verá com dois olhos o campo visual apenas da porta esquerda do divisor de feixe.

A Global Surgical Corporation fabrica um "divisor de feixe virtual", que divide a luz num rácio de 95% para 5% em vez do tradicional 50/50. A divisão é feita através de um revestimento totalmente refletor numa pequena área do divisor de feixe, enquanto a área restante do divisor de feixe é completamente transmissiva. Isto implica que o cirurgião primário recebe 100% da luz através da grande área do divisor de feixe e a câmara recebe 100% da luz através da pequena área AB do divisor de feixe. Na prática, a quantidade de luz recebida pelo divisor de feixe virtual é suficiente para o videoscópio assistente ou para a câmara de vídeo, mas não é suficiente para a câmara de 35 mm.

Os acessórios para documentação são a câmara de vídeo e a câmara de 35 mm. Podem ser montados separadamente ou combinados, através de adaptadores de fotografia ou de vídeo especificamente concebidos para o efeito, ligados ao repartidor de feixes. No caso de se pretender utilizar ambos, é importante ter em conta que os 50% de luz que vão para os acessórios de documentação serão mais uma vez divididos em duas partes, uma para a câmara de vídeo e outra para a câmara de 35 mm.

Embora a luz fornecida pela fonte de luz do microscópio seja suficiente para uma documentação vídeo de boa qualidade, não é suficiente para que a câmara de 35 mm tire boas fotografias. Por esta razão, é normalmente necessário complementar o sistema de iluminação do microscópio, acrescentando um estroboscópio sobre a lente objetiva. Existem vários estroboscópios disponíveis no mercado que podem ser adaptados ao microscópio operatório. A câmara digital também pode descarregar as imagens diretamente para um computador, permitindo a organização rápida de uma base de dados rica em imagens.

Outros acessórios importantes são a ocular com retículo e a mira auxiliar. Uma ocular com campo de retículo pode ser substituída por uma ocular convencional e pode revelar-se uma ajuda preciosa para o alinhamento durante a gravação em vídeo e a fotografia em 35 mm.[19] Muito útil é a mira de assistente, que permite ao assistente "assistir" o operador durante todo o procedimento.

Em Endodontia Cirúrgica[12]

O microscópio e os novos microinstrumentos, específicos para as necessidades da microcirurgia endodôntica, tornaram a abordagem microcirúrgica uma realidade, satisfazendo todas as necessidades de uma tríade de microcirurgia, ou seja

1) Ampliação

2) Iluminação

3) Micro instrumentos

Ampliação: em 3 níveis diferentes

1. 2,5 X a 8 X para orientação do campo de ação.

2. 10 X a 16 X - ampliação média, são os melhores para efetuar ressecções e preparações de extremidades de raízes.

3. 18 X a 30 X para observar e avaliar pormenores finos - microfracturas, istmo, etc.

A iluminação, que é simultânea e focada, é uma vantagem adicional da ampliação.

Os microinstrumentos, como os instrumentos ultra-sónicos, ajudam na preparação da extremidade da raiz com maior precisão e conservação da raiz.

Agora a cirurgia apical pode ser realizada com precisão e previsibilidade, eliminando o fator de adivinhação inerente à cirurgia endodôntica convencional. Monocular auxiliar ou binocular articulado para assistente dentário.

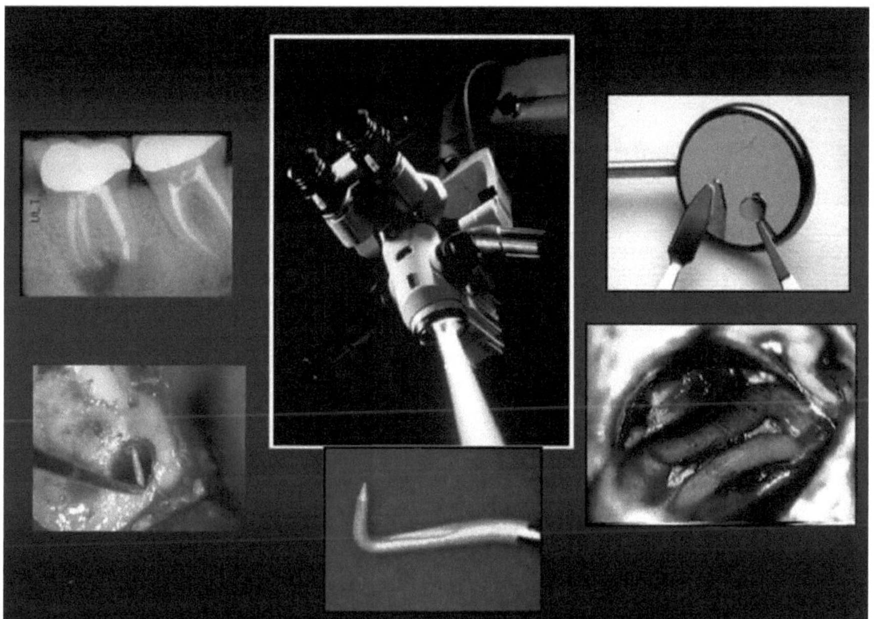

Representação pictórica da microcirurgia endodôntica. A partir do centro superior, no sentido dos ponteiros do relógio: microespelhos, istmo, ponta KiS ultra-sónica, ponta KiS posicionada para a preparação da extremidade radicular, radiografia do ápice ressecado e ápices preenchidos com MTA na extremidade radicular.

Conclusões

Aqueles que realizam procedimentos endodônticos sem o microscópio ainda estão a avaliar os benefícios da sua utilização. A praticidade é a principal preocupação. Após a curva de aprendizagem inicial, os procedimentos endodônticos podem ser efectuados em menos tempo devido à maior visibilidade da anatomia do canal radicular e os erros de procedimento podem ser reduzidos. A chave para o sucesso da prática endodôntica está no operador e no seu empenho.

Ultrassons em cirurgia endodôntica

Para compreender os conceitos básicos da utilização dos ultrassons (US) em medicina dentária, é necessário sublinhar que os ultrassons são energia sonora com uma frequência acima da gama de audição humana, que é de 20 kHz. Em medicina dentária, a gama de frequências utilizada nos primeiros aparelhos de ultra-sons situava-se entre 25 e 40 kHz. Mais tarde, foram desenvolvidas peças de mão ultra-sónicas de baixa frequência que operavam entre 1 e 8 kHz. Verificou-se que estes aparelhos de baixa frequência produziam tensões de cisalhamento mais baixas, causando assim menos alterações na superfície do dente.[15]

Atualmente, existem dois métodos básicos de produção de ultra-sons. O primeiro é a magnetostricção, que converte a energia electromagnética em energia mecânica. Uma pilha de tiras metálicas magnetostrictivas numa peça de mão é sujeita a um campo magnético permanente e alternado, em resultado do qual são produzidas vibrações. O segundo método baseia-se no princípio piezoelétrico, no qual é utilizado um cristal que muda de dimensão quando é aplicada uma carga eléctrica. A deformação deste cristal é convertida em oscilação mecânica sem produzir calor.[15]

Na última década, as unidades piezoeléctricas tornaram-se os dispositivos ultra-sónicos mais comuns em medicina dentária. Têm algumas vantagens em comparação com as unidades magnetostritivas anteriores porque oferecem mais ciclos por segundo, 40 versus 24 kHz. As pontas destas unidades funcionam num movimento linear, para a frente e para trás, tipo "pistão", o que é ideal para a endodontia. Lea et al. demonstraram que a posição dos nódulos e antinódulos de uma lima endossónica sem restrições e sem carga, activada por um gerador de piezões de 30 kHz, era ao longo do comprimento da lima. Como resultado, a amplitude do deslocamento da vibração da lima não aumenta linearmente com o aumento da potência do gerador. Isto aplica-se, em particular, quando se efectua a "escavação" de canais ocultos ou quando se removem pilares e instrumentos separados. Além disso, este movimento é ideal em endodontia cirúrgica quando se cria uma preparação para uma obturação retrógrada. Uma unidade magnetostritiva, por outro lado, cria mais um movimento em forma de oito (elíptico), o que não é ideal para uma utilização endodôntica cirúrgica ou não cirúrgica. Na cirurgia endodôntica, por exemplo, esta caraterística não permite um corte preciso de uma cavidade. As unidades magnetostritivas também têm a desvantagem de a pilha gerar calor, exigindo assim um arrefecimento adequado[1] . Mais uma vez, este sobreaquecimento não é desejável em endodontia cirúrgica.[15]

A utilização de ultra-sons na endodontia cirúrgica

O campo de visão é limitado durante a cirurgia periapical, o que dificulta a instrumentação. As peças de mão e as brocas convencionais são relativamente grandes em comparação com as pontas ultra-sónicas, pelo que muitas vezes dificultam o acesso visual à área de trabalho. Quando é utilizado o microscópio cirúrgico, a visão é melhorada, mas são necessários instrumentos especialmente concebidos para o efeito. As pontas de ultra-sons são mais pequenas, o que permite a sua utilização com precisão quando combinadas com o microscópio cirúrgico. As pontas ultra-sónicas podem ter diferentes revestimentos (por exemplo, zircónio, diamante), tornando-as mais ou menos agressivas. Além disso, as pontas com ângulos diferentes facilitam a manipulação e permitem ao operador trabalhar com o periápice. Assim, podem ser efectuadas pequenas preparações apicais paralelas ao eixo longitudinal da raiz. Com estas pontas, também se pode conseguir uma preparação exacta do istmo que corre entre os canais.[16]

Pontas cirúrgicas endodônticas ultra-sónicas disponíveis no mercado [18,19,20,21]

1. **Pontas Endo Cirúrgicas ProUltra (Dentsply Tulsa, Tulsa, OK, EUA)**

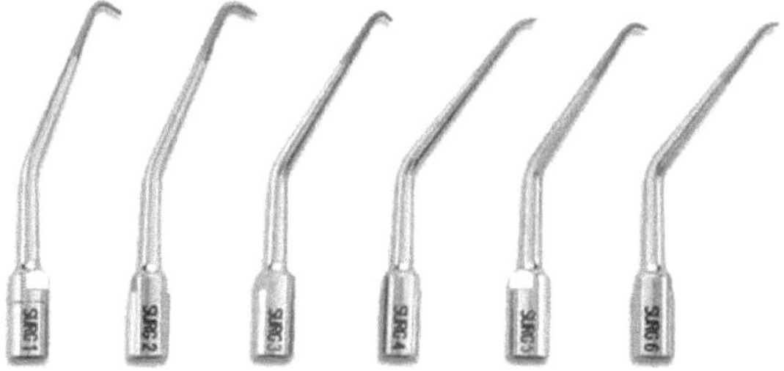

- Pontas cirúrgicas endodônticas ultra-sónicas revestidas com nitreto de zircónio.
- Utilizado para retropreparação, obturação radicular e apicoectomia.

2. **Pontas KiS (Obtura Spartan, Fenton, MO, EUA)**

Dicas KiS #1D-6D

> Ponta KiS 1D

Ponta microcirúrgica concebida como uma ponta de uso geral para as áreas anterior e posterior.

> Ponta KiS 2D

Concebida para aceder a raízes de maior diâmetro

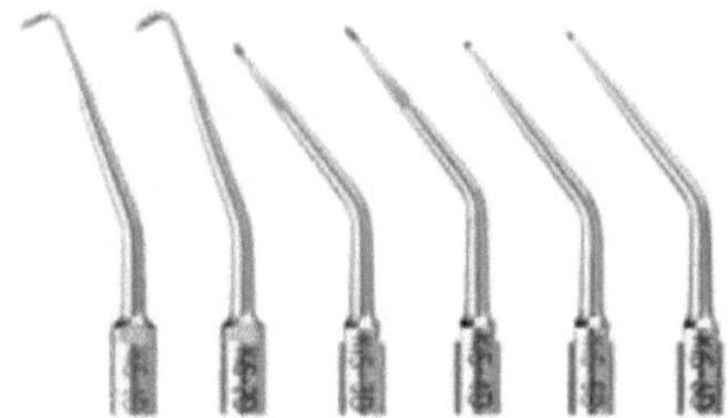

> Ponta KiS 3D

Ponta microcirúrgica concebida para utilização nas raízes vestibulares dos molares mandibulares direito e esquerdo e na vestibular mesial dos molares maxilares direito e esquerdo.

> Dicas KiS 4D

Ponta microcirúrgica concebida para utilização na raiz lingual dos molares mandibulares esquerdo e direito e na vestibular distal dos molares maxilares direito e esquerdo.

> Dicas para o KiS 5D

Imagem espelhada da ponta KiS 3D.

Ponta microcirúrgica concebida para utilização nas raízes vestibulares dos molares mandibulares direito e esquerdo e na vestibular mesial dos molares maxilares direito e esquerdo.

> Ponta do KiS 6D

Imagem espelhada da ponta KiS 4D.

Ponta microcirúrgica concebida para utilização na raiz lingual dos molares mandibulares esquerdo e direito e na vestibular distal dos molares maxilares direito e esquerdo.

Ponta do KiS 1D2

A KiS-1D2 é uma ponta de uso geral concebida para as áreas anterior e posterior da boca. A ponta é semelhante à Kis-1, mas oferece uma superfície de corte menos intrusiva de 2,0 mm.

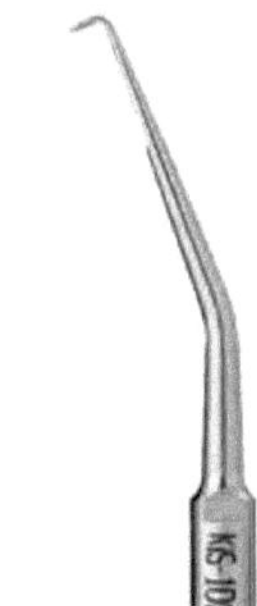

E

Ponta KiS 1D4

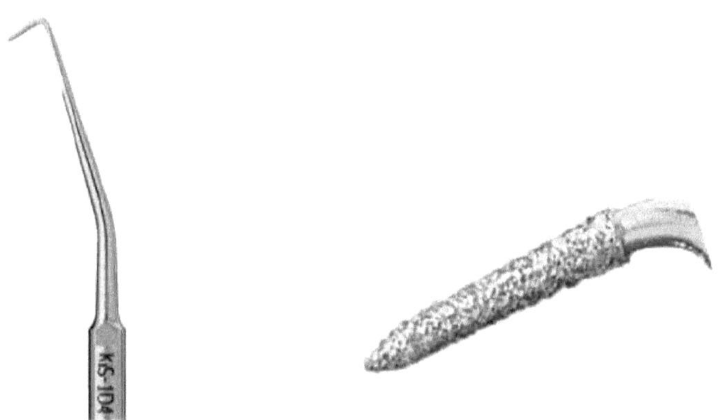

A KiS-1D4 é uma ponta de uso geral concebida para as áreas anterior e posterior da boca. A ponta é semelhante à Kis-1, mas oferece uma superfície de corte mais longa de 4,0 mm.

Ponta KiS 3D2

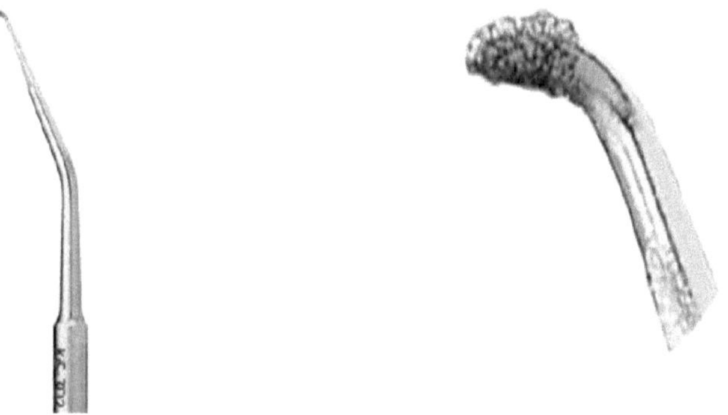

O KiS-3D2 é um instrumento microcirúrgico concebido para ser utilizado na raiz vestibular do molar direito mandibular e na raiz vestibular mesial do molar esquerdo maxilar. A ponta é semelhante à do KiS-3D, mas oferece um comprimento de corte mais pequeno de 2,0 mm.

3. Dicas de cirurgia apical (Vista Dental Products, Racine, WI)

S70

Ponta com ângulo de 70 graus

Revestido a diamante

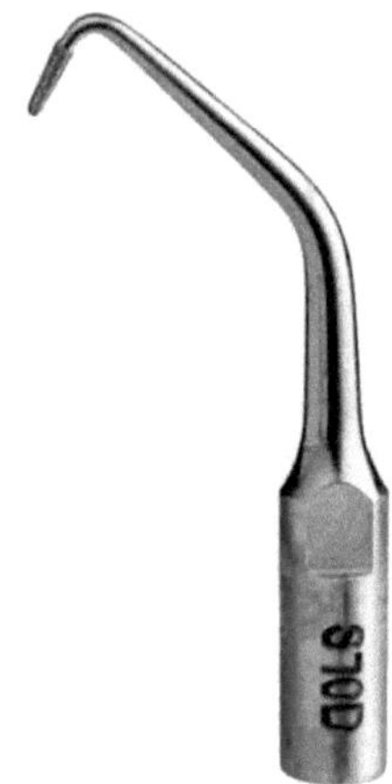

Ponta S90

Ponta com ângulo de 90 graus

Revestido a diamante

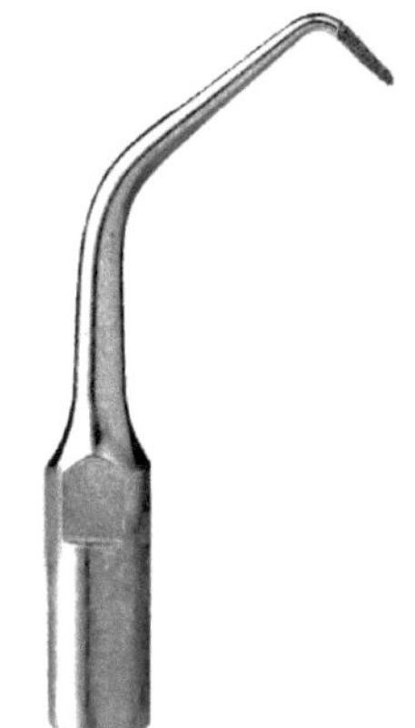

Dicas SPLD

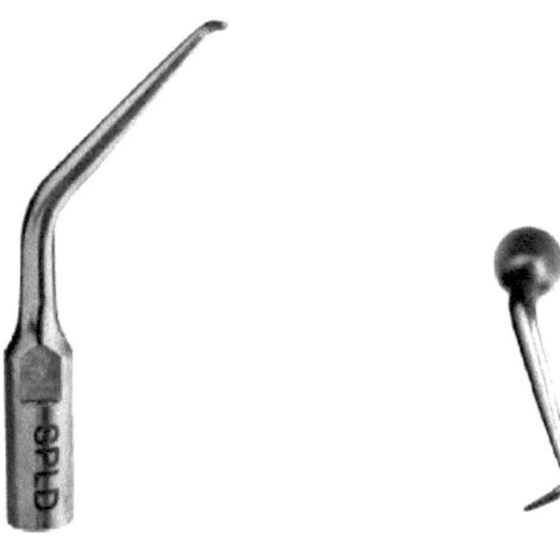

Ponta cirúrgica em ângulo esquerdo

Geralmente utilizado em dentes posteriores

Dica SPRD

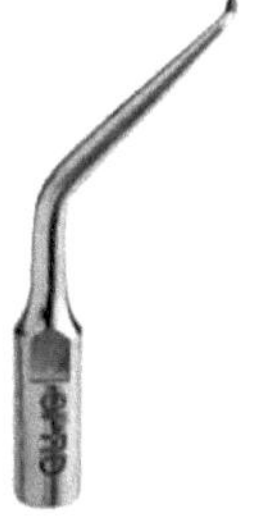

Pontas cirúrgicas em ângulo reto

Geralmente utilizado em dentes posteriores

Dicas SMLD

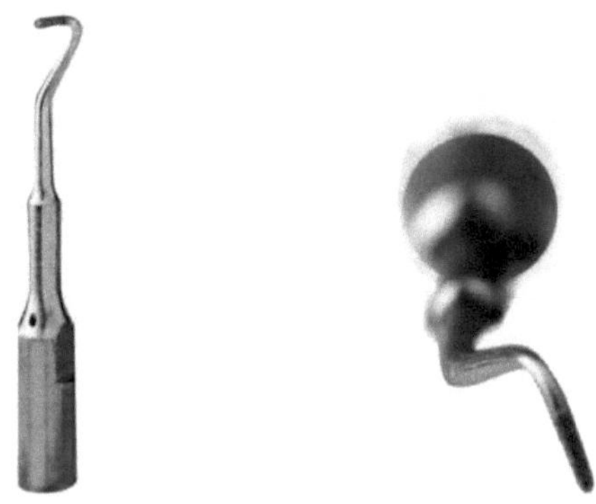

Ponta de cirurgia apical utilizada nos posteriores

4. **Dicas CT, UT, SJ (Kerr Dental)**

As pontas cirúrgicas, concebidas por Gary Carr, incluem conjuntos CT, UT e SJ.

DICAS DE TOMOGRAFIA COMPUTADORIZADA

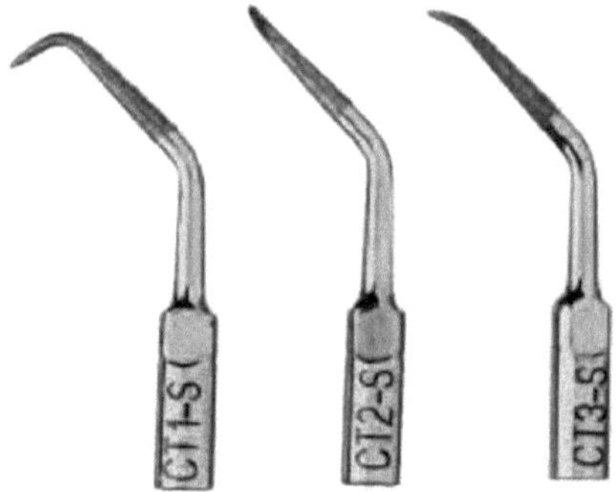

A cirurgia é iniciada com a ponta "1" e seguida da ponta "2" ou "3", consoante a posição do dente.

Ponta de iniciação CT-1 - uma ponta de linha reta com um ângulo de 90° utilizada para iniciar a preparação.

Ponta principal direita CT-2 - uma ponta angulada para utilização na parte superior direita e inferior esquerda para completar a preparação.

Ponta principal esquerda CT-3 - uma ponta angulada para utilização na parte superior esquerda e inferior direita para completar a preparação.

DICAS UT

Ponta de iniciação UT-1 - uma ponta de linha reta com um ângulo de 90° utilizada para iniciar a preparação.

UT-2 Universal Right Tip - uma ponta angulada para utilização na parte superior direita e inferior esquerda para completar a preparação.

UT-3 Universal Left Tip - uma ponta angulada para utilização na parte superior esquerda e inferior direita para completar a preparação.

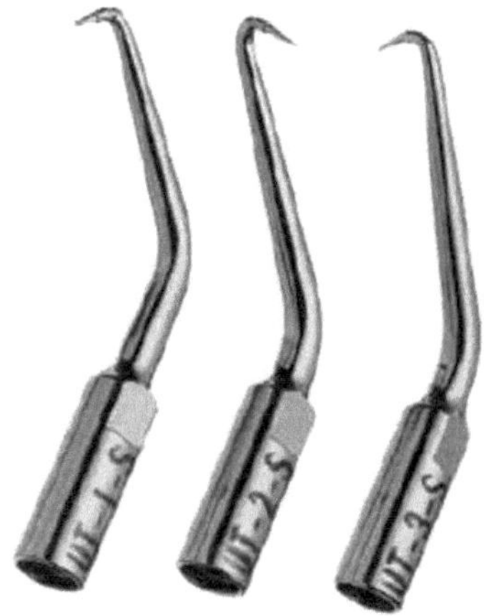

DICAS SJ

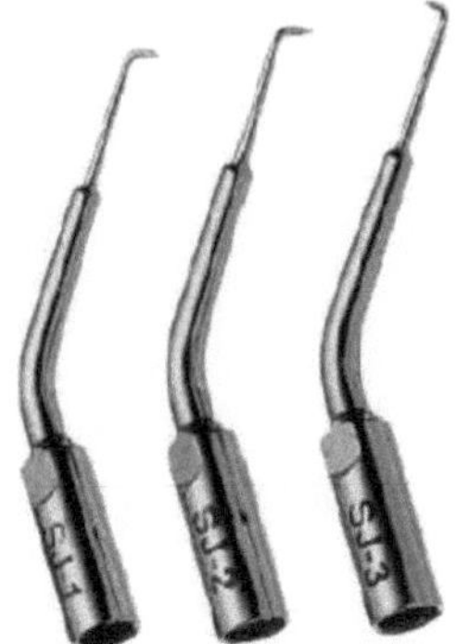

Ponta de iniciação SJ-1 - uma ponta de linha reta com um ângulo de 90° utilizada para iniciar a preparação.

SJ-2 Slim Jim Right Tip - uma ponta angular para utilização na parte superior direita e inferior esquerda para completar a preparação.

SJ-3 Slim Jim Left Tip - uma ponta angular para utilização na parte superior esquerda e inferior direita para completar a preparação

REFERÊNCIAS

1. Johnson BR , Fayad MI , Witherspoon DE: Cirurgia perirradicular (In cohen's pathways of the pulp- 10th edition), pg no. - 737- 776.

2. Morrow SG , Rubinstein RA: Endodontic surgery (In Endodontics- 5th edition, chapter- 12), pg no. - 669 - 745.

3. Avanços em Cirurgia Endodôntica; Endodontia: Colleagues for excellence (In American Association of Endodontics : spring/summer - 2003)

4. GERALD N. GLICKMAN, GARY R. HARTWELL - PROCEDIMENTOS CIRÚRGICOS EM ENDODONTIA (Ingle - 6th edition : 2008 - 1233-1294)

5. Niemczyk SP: Essentials of Endodontic Microsurgery (Dental Clinics of North America - abril de 2010 ; vol 54 ; no.2)

6. Kim S, Pecora G, Rubinstein R. Comparação entre a cirurgia tradicional e a microcirurgia em endodontia. In: Kim S, Pecora G, Rubinstein R, eds. Atlas colorido de microcirurgia em endodontia. Philadelphia: W.B. Saunders, 2001:5-11.

7. Testori T, Capelli M, Milani S, Weinstein RL. Sucesso e insucesso na cirurgia perirradicular: uma análise retrospetiva longitudinal. Oral Surg Oral Med Oral Pathol Oral Radiol Endod 1999;87:493-8.

8. *KimS, Kratchman S.* Conceitos e práticas da cirurgia endodôntica moderna: uma revisão. *JOE* - Volume 32, Número 7, julho 2006

9. *Kumar R.* Microscópio cirúrgico operacional em endodontia: visão alargada e possibilidade. International Journal of Stomatological Research 2013, 2(1): 11-15.

10. Carr GB : Microscópio em Endodontia, J Calif Dent Assoc. 1992, 20 : 55.

11. Prática endodôntica moderna DCNA JAN 2004 48(1)

12. Microscópios em Endodontia. DCNA, julho 1997 ; 41 (3) ;391-619.

13. Carr GB: Endodontia cirúrgica. Em Cohen S, Burn RC, editores. Pathways of Pulp, Ed.7, St.Louis, 1998, Mosby.

14. Githeany PA, Figdor D, Tyas MI: Permeabilidade apical da dentina e microinfiltração associadas à ressecção da extremidade radicular e à obturação retrógrada. J Endod. 1994, 20 : 22-26.

15. Paolis GD, Vincenti V, Prencipe M, Milana V, Plotino G: Ultrassons em cirurgia endodôntica: uma revisão da literatura. Annali di Stomatologia 2010; I (2): 6-10

16. Sluis LVD: Ultrassom em endodontia. Endo 2007;1(1):29-36

17. Castellucci A., Carr GB: O Uso do Microscópio Operacional em Endodontia. Dcna 2010, abril

18. Zuolo M, Perin F, Ferreira M, Faria F. Preparo ultra-sônico de extremidades radiculares com pontas lisas e diamantadas. Endod Dent Traumatol 1999;15:265-8.

19. Kim S, Kratchman S. Conceitos e prática da cirurgia endodôntica moderna: uma revisão. J

Endod.2006;32:601-623.

20. Mehlhaff DS, Marshall JG, Baumgartner JC. Comparação entre preparações ultra-sónicas e com broca de alta velocidade, utilizando dentes bilateralmente emparelhados. J Endod. 1997;23:448-452.

21. Walmsley AD, Lumley PJ, Johnson WT, Walton RE. Quebra de pontas de preparação ultra-sónica da extremidade radicular. J Endod. 1996;22:287-289.

CAPÍTULO 5. ANESTESIA LOCAL/ HEMOSTASE PARA CIRURGIA

A injeção de um agente anestésico local que contém um vasoconstritor tem dois objectivos igualmente importantes:[1] para obter uma anestesia profunda e prolongada e[2] para proporcionar uma boa homeostase durante e após o procedimento cirúrgico. Sacrificar um pelo outro é uma atitude míope e desnecessária. A incapacidade de obter uma anestesia cirúrgica profunda resultará em dor e ansiedade desnecessárias para o doente. Uma homeostase inadequada resultará numa fraca visibilidade do local da cirurgia, prolongando assim o procedimento e resultando num aumento da morbilidade do doente. Com o tratamento adequado de qualquer condição médica que o doente possa apresentar e a seleção de um agente anestésico e vasoconstritor adequados, é possível atingir ambos os objectivos.[3]

A anestesia local para procedimentos cirúrgicos de canais radiculares difere da anestesia para tratamento não cirúrgico de canais radiculares, principalmente pela necessidade de homeostase localizada, além da anestesia local profunda. De facto, a utilização de um anestésico local com um vasoconstritor pode ser a medida local mais importante para ajudar a controlar a hemorragia e proporcionar um campo cirúrgico limpo. Caso contrário, as mesmas técnicas de bloqueio regional e de infiltração local utilizadas para o tratamento não cirúrgico são utilizadas para os procedimentos cirúrgicos dos canais radiculares. A infiltração do local cirúrgico com um anestésico local contendo epinefrina 1:50000 é a técnica de escolha para obter vasoconstrição e homeostase. O anestésico local é inicialmente depositado lentamente na área do ápice da raiz vestibular da mucosa alveolar no local da cirurgia e estendido dois ou três dentes de cada lado do local. Normalmente, também é necessária uma infiltração palatina ou lingual, embora esta requeira uma quantidade muito menor de anestésico local do que a infiltração vestibular primária. Após as injecções para anestesia, o cirurgião deve esperar pelo menos 10 minutos antes de fazer a primeira incisão.[1]

Os anestésicos locais de ação prolongada (por exemplo, Foi demonstrado que a bupivacaína a 0,5% com epinefrina 1:200.000 reduz a dor pós-operatória e a utilização de analgésicos após a remoção cirúrgica de terceiros molares impactados, mas a utilização de um anestésico local com 1:200.000 Para maximizar a analgesia pós-operatória e minimizar a hemorragia intra-operatória, pode ser utilizado um anestésico local com concentrações mais elevadas de epinefrina (1:100.000 ou 1:500.000) para a anestesia cirúrgica primária e suplementado com um cartucho de anestésico local de longa duração imediatamente após a cirurgia. Os anestésicos locais de longa duração são particularmente benéficos na cirurgia mandibular, mas muito menos na cirurgia da arcada maxilar. A epinefrina pode resultar numa maior perda de sangue durante a cirurgia.

***Para cirurgia do maxilar*[4]**

Na maxila, a infiltração bucal de 2-4 ml de lidocaína a 2% com adrenalina 1:80 000 ou 1:50000 é colocada supraperiostealmente na sub mucosa sobre o ápice do dente que está a ser tratado.

São adicionados incrementos de 0,5 ml mesialmente e distalmente. A infiltração palatina é obviamente essencial, mas pode ser desconfortável mesmo com sistemas mecânicos de administração que utilizam agulhas finas. No quadrante posterior, o anestésico é depositado próximo ao forame palatino maior para bloquear o nervo palatino maior. O paciente deve ser previamente avisado do desconforto. Pode ser utilizado anestésico tópico, mas pode não ser totalmente eficaz na redução do desconforto. Uma pequena quantidade de anestésico é depositada primeiro e, após 5 minutos, o restante é injetado muito lentamente. Na região anterior, o anestésico é depositado no forame incisivo para bloquear os vasos nasopalatinos. Ocasionalmente, será necessária uma injeção de bloqueio orbital inferior para tratamento no canino maxilar ou nos pré-molares. O anestésico é deixado a dissipar durante pelo menos 15 minutos antes da cirurgia, altura em que os tecidos devem estar branqueados.

***Para cirurgia mandibular*[4]**

Na mandíbula, será necessário um bloqueio do nervo mandibular e uma infiltração vestibular longa, para a qual pode ser utilizado um anestésico local com adrenalina 1:100000. Serão então necessárias infiltrações suplementares com pelo menos 1:80000 de adrenalina. O anestésico local é depositado adjacente ao ápice da raiz do dente a ser tratado e depois mesialmente, distalmente e lingualmente.

Mais uma vez, é necessário um período de pelo menos 15 minutos para que o anestésico faça efeito, altura em que os tecidos gengivais devem estar branqueados. É essencial conseguir uma anestesia previsível antes de iniciar a cirurgia, uma vez que as tentativas de a recuperar durante a cirurgia podem ser difíceis.

HEMOSTASIA LOCALIZADA

A homeostase localizada durante a cirurgia perirradicular é essencial para o sucesso do tratamento da extremidade radicular ressecada. A homeostase adequada durante a cirurgia minimiza o tempo cirúrgico, a perda de sangue cirúrgico e a hemorragia e inchaço pós-operatórios. O controlo da hemorragia localizada não só melhora a visibilidade e a avaliação da estrutura da raiz, como também assegura o ambiente adequado para a colocação dos materiais de obturação da extremidade radicular atual e minimiza a contaminação da obturação da extremidade radicular.

Muitos agentes hemostáticos têm sido defendidos para utilização durante a cirurgia, e a ação destes agentes, a sua capacidade de controlar a hemorragia e o seu efeito na cicatrização variam consideravelmente.

Agentes hemostáticos locais

Materiais à base de colagénio[1]

Está disponível uma grande variedade de agentes hemostáticos à base de colagénio para utilização como agentes hemostáticos locais. As principais diferenças residem na microestrutura e na densidade do colagénio. O colagénio pode atuar como um alergénio ligeiro, mas o problema da alergenização e da reação indesejada dos tecidos não ocorre quando se utiliza colagénio animal altamente purificado. Os mecanismos pelos quais os produtos de colagénio ajudam a obter hemostase envolvem a estimulação da adesão plaquetária, a agregação plaquetária e a reação de libertação, a ativação do fator XII (fator Hageman) e o tamponamento mecânico pela estrutura que se forma na interface colagénio-sangue/ferida. O colagénio apresenta uma interferência mínima no processo de cicatrização de feridas, com uma reação limitada de corpo estranho.[1]

Estão disponíveis comercialmente vários produtos à base de colagénio. Estes incluem CollaCote (Integra LifeSciences, Plainsboro, NJ), CollaStat (American Medical Products Corp, Freehold, NJ), Hemocollagene (Septodont, Kent, UK), e Instat (Ethicon, Piscataway, NJ).

Surgicel

O Surgicel (Ethicon, Somerville, NJ) é um material quimicamente esterilizado preparado através da oxidação de alfa-celulose regenerada (oxicelulose). O elemento básico do Surgicel é o ácido polihidroglucurónico, que é fiado em fios e depois tecido em gaze. O Surgicel tem um pH de 3. Se o material for mantido na ferida durante 120 dias, um pH tão baixo pode atrasar a cicatrização. A utilização de Surgicel em alvéolos de extração resultou em maior dor pós-operatória em comparação com um controlo num estudo de boca dividida.[1]

Gelfoam

Gelfoam (Pharmacia, Peapack, NJ) é uma esponja à base de gelatina que é insolúvel em água e biologicamente reabsorvível. Estimula a via intrínseca da coagulação, promovendo a desintegração das plaquetas e a subsequente libertação de tromboplastina e trombina. A reação inicial à espuma Gel no local da cirurgia é uma diminuição da taxa de cicatrização. Os alvéolos de extração que continham Gel foam apresentaram um maior infiltrado de células inflamatórias, uma redução acentuada do crescimento ósseo e uma reação de corpo estranho aos 8 dias. No entanto, estes efeitos foram transitórios e não prejudicaram a cicatrização óssea a longo prazo.[1]

Cera de osso

Historicamente, a cera de osso tem sido defendida para o controlo da hemostase e dos detritos na cripta óssea durante a cirurgia perirradicular. Trata-se de um produto não absorvível composto por 88% de **cera de abelha** e 12% de palmitato de isopropilo. A cicatrização com cera de osso é melhor descrita como pobre. A cripta óssea contém normalmente tecido conjuntivo fibroso e não tem tecido ósseo ou hematopoiético. A cera de osso retarda a cicatrização óssea e predispõe o local da cirurgia à infeção, produzindo uma reação inflamatória crónica de corpo estranho e prejudicando a eliminação de bactérias.[1]

Sulfato férrico

O sulfato férrico (Cut-Trol, Ichthys Enterprises, Mobile, AL), um agente necrosante com um pH extremamente baixo, é um dos poucos produtos investigados para utilização em cirurgia perirradicular. Dois estudos utilizando um modelo de coelho relataram controlo hemostático durante 5 minutos, cicatrização quase normal e apenas uma ligeira reação de corpo estranho, desde que a ferida cirúrgica fosse adequadamente curetada e irrigada com soro fisiológico. A não remoção do sulfato férrico do local da ferida cirúrgica resultou numa cicatrização gravemente prejudicada, numa reação do tipo corpo estranho e, em alguns casos, na formação de abcessos. A possibilidade de inflamação aguda e necrose dos tecidos moles circundantes com a utilização descuidada desta solução não deve ser subestimada.[1]

Sulfato de cálcio

O sulfato de cálcio tem sido utilizado como material de enxerto ósseo substituto para preencher defeitos ósseos desde o final do século XIX. A presença de sulfato de cálcio numa ferida óssea não inibe a formação óssea. É gradualmente removido do local de implantação, independentemente de se ter formado novo osso. A utilização de sulfato de cálcio durante a cirurgia perirradicular não afecta significativamente a cicatrização, e a deposição de cemento e a cicatrização óssea prosseguem normalmente. Como agente hemostático, o sulfato de cálcio actua como uma barreira física. O material é colocado na cripta óssea, deixa-se endurecer e depois é parcialmente esculpido para permitir o acesso à extremidade da raiz. O material restante reveste as paredes da cripta, impedindo a hemorragia. Quando a obturação da extremidade radicular tiver sido colocada e todo o material de obturação estranho da extremidade radicular tiver sido removido, o sulfato de cálcio residual pode ser removido ou deixado in situ.[1]

Pellets de epinefrina

A epinefrina, um vasoconstritor simpaticomimético-amina, é frequentemente utilizada para controlar a hemorragia durante a cirurgia oral. Todo o tecido de granulação deve ser removido da área do ápice da raiz antes da colocação da pastilha de epinefrina para assegurar o contacto direto com o osso. As aminas vasoconstritoras exercem os seus efeitos através da ligação e interação com receptores adrenérgicos em vários tecidos do corpo.

REFERÊNCIAS

1. Johnson BR , Fayad MI , Witherspoon DE: Cirurgia perirradicular (In cohen's pathways of the pulp- 10th edition), pg no. - 737- 776.

2. Morrow SG , Rubinstein RA: Endodontic surgery (In Endodontics- 5th edition, chapter- 12), pg no. - 669 - 745.

3. Gerald N. Glickman, Gary R. Hartwell - Procedimentos Cirúrgicos em Endodontia (In Ingle - 6th Edition : 2008 - 1233-1294).

4. Rhodes J S: Endodontia avançada - retratamento clínico e cirurgia (2006).

CAPÍTULO 6. ACESSO CIRÚRGICO

Os objectivos da cirurgia perirradicular são aceder à área afetada, remover o tecido doente, avaliar a circunferência da raiz e o sistema de canais radiculares, e colocar um selamento biocompatível sob a forma de uma obturação da extremidade da raiz que possa estimular a regeneração do periodonto. A formação de novo cemento na superfície radicular exposta cirurgicamente e no material de obturação da extremidade radicular é essencial para a regeneração do periodonto.[1]

Vários princípios gerais são importantes para a conceção do acesso a uma região doente:

1. O cirurgião deve ter um conhecimento profundo das estruturas anatómicas em relação umas às outras, incluindo a anatomia dentária.

2. O cirurgião deve ser capaz de visualizar a natureza 3D das estruturas nos tecidos moles e duros (o que reduz danos desnecessários nos tecidos).

3. O trauma do procedimento cirúrgico em si deve ser minimizado, o que inclui a preservação do dente e das estruturas de suporte.

4. O tecido e os instrumentos devem ser manipulados num espaço limitado, com o objetivo de remover os tecidos doentes e manter os tecidos saudáveis.

Acesso a tecidos moles

Ao desenhar a janela de acesso aos tecidos moles para o tecido doente, o cirurgião deve ter em consideração várias características anatómicas, tais como as fixações do músculo frénico, a largura da gengiva aderente, a altura e largura da papila, a eminência óssea e as margens da coroa. Os vasos sanguíneos supra-periosteais da gengiva aderida estendem-se a partir da mucosa alveolar e correm paralelamente ao longo eixo dos dentes, situando-se na camada reticular superficial ao periósteo. Uma incisão de libertação vertical (em vez de angular) corta menos vasos, reduzindo a possibilidade de hemorragia. Além disso, o suprimento de sangue para o tecido coronal à incisão não é comprometido, o que evita a isquemia localizada e a descamação desses tecidos. Em última análise, o resultado é uma menor hemorragia durante o procedimento e uma melhor cicatrização. Por estas razões, uma incisão de libertação angulada está contra-indicada na cirurgia perirradicular.[1]

Incisão vertical

Os princípios gerais para a colocação de uma incisão vertical de alívio são os seguintes

1. A incisão deve ser efectuada paralelamente aos vasos supra-periosteais na gengiva e na sub-mucosa anexas.

2. Não devem ser efectuados cortes através do frénulo e dos anexos musculares.

3. Se possível, o frénulo e as ligações musculares não devem estar localizados no tecido refletido.

4. A incisão deve ser colocada diretamente sobre o osso saudável.

5. A incisão não deve ser colocada acima de uma eminência óssea.

6. A papila dentária deve ser incluída ou excluída, mas não dissecada.

7. A incisão deve estender-se desde a profundidade do sulco vestibular até ao ponto médio entre a papila dentária e o aspeto horizontal do sulco gengival vestibular.

Incisão horizontal

- Podem ser utilizados três tipos de incisões horizontais para obter acesso a um local de cirurgia em tecido duro:

- Uma incisão intrasulcular que inclui a papila dentária. Esta incisão estende-se desde o sulco gengival através das fibras PDL e termina na crista óssea do osso alveolar propriamente dito. A incisão passa então na direção buco-lingual adjacente a cada dente da papila dentária e inclui a região média de cada papila dentária. Toda a papila dentária é completamente mobilizada.

- Uma incisão intrasulcular que exclui a papila dentária (incisão baseada na papila). Esta técnica consiste numa primeira incisão pouco profunda na base da papila e numa segunda incisão dirigida ao osso da crista.

- Uma incisão efectuada na gengiva aderente (retalho sub marginal ou retalho de Ochsenbein-

Luebke). Com esta técnica, pelo menos 2 mm de gengiva aderente devem ser mantidos para evitar a degeneração mucogengival. Consequentemente, a incisão deve ser colocada a pelo menos 2 mm da profundidade do sulco gengival. Deve ser efectuada uma sondagem periodontal extensa para estabelecer a profundidade do sulco gengival antes de a incisão ser feita. A largura média da gengiva aderida é de 2,1 a 5,1 mm na maxila e de 1,8 a 3,8 mm na mandíbula. É mais larga sobre os incisivos centrais e laterais, estreita-se sobre o canino e o primeiro pré-molar, e depois alarga-se sobre o segundo pré-molar e o primeiro molar. Estas variações foram semelhantes tanto na maxila como na mandíbula. Em geral, esta técnica de incisão tem uma margem estreita de segurança. É geralmente recomendada para utilização no maxilar, especialmente quando a estética das margens das coroas existentes é uma preocupação.

Design da aba

São utilizadas combinações de incisões verticais e horizontais para obter vários desenhos de retalhos. O mucoperiósteo completo e o mucoperiósteo limitado são as duas principais categorias de desenho de retalho utilizadas durante a cirurgia perirradicular, sendo a principal caraterística diferenciadora a posição da incisão horizontal. Em cada caso, todo o corpo de tecido mole é refletido como uma unidade e inclui a mucosa alveolar, os tecidos gengivais e o periósteo. O número e a posição das incisões verticais de relaxamento determinam, por conseguinte, a principal variação do desenho.[1]

1. Mucoperiósteo completo (incisão intrasulcular incluindo a papila dentária ou a base papilar)

a. Triangular: uma incisão vertical de alívio

b. Retangular: duas incisões verticais de alívio

c. Trapezoidal: duas incisões verticais angulares de alívio

d. Horizontal: sem incisão vertical de alívio

2. Mucoperiosteal limitado

a. Curva sub marginal (semi lunar)

b. Submarca rectilínea de forma livre (Ochsenbein Luebke)

Existem 3 desenhos básicos de retalhos; 2 são os tradicionais (Triangular, Ochsenbein Luebke) e o terceiro é uma variação de uma incisão cirúrgica periodontal, o retalho de base de papila -[2]

O desenho do **retalho triangular** implica uma incisão sulcular completa, pelo menos num dente mesial e distal do campo cirúrgico pretendido. A ponta da lâmina está em contacto com a crista do osso alveolar durante toda a incisão, cortando o periósteo, e é transportada através do sulco e para cada papila interdentária. À medida que cada papila é incisada, pode ser suavemente reflectida com a lâmina de bisturi para garantir que foi feito um corte completo. É então efectuada uma incisão de libertação vertical, com origem no ângulo da linha do dente mais anterior do retalho, e traçada apicalmente, paralela ao longo eixo das raízes adjacentes. O tecido mole do retalho é então refletido, começando na incisão de libertação vertical e prosseguindo coronalmente/distalmente/apicalmente, minando e libertando o periósteo até se conseguir uma reflexão completa e o local cirúrgico ficar descoberto.[2] O **retalho de Ochsenbein-Luebke** foi o desenho de escolha no maxilar anterior quando havia preocupações sobre a exposição das margens da coroa ou recessão gengival após a cirurgia apical. Este retalho requer que a incisão esteja contida dentro da gengiva anexa, com pelo menos 2 mm entre a profundidade do sulco e a linha de incisão. A faixa de gengiva anexa também deve ser suficientemente larga para que a linha de incisão não atravesse a junção mucogengival para a mucosa alveolar. É imperativo que a profundidade do sulco seja mapeada, e existem instrumentos específicos feitos para este fim chamados marcadores de bolsa, concebidos como alicates universitários, com uma mandíbula configurada como uma sonda periodontal e a outra com um pequeno "dente" ou projeção no lado do tecido da mandíbula. Estes instrumentos estão disponíveis em modelos do lado esquerdo e do lado direito para permitir uma orientação e adaptação correctas ao dente. A mandíbula periodontal é colocada contra a superfície facial da coroa de cada dente, inserida até à profundidade do sulco facial em 3 pontos, e as pegas são suavemente apertadas para colocar a extremidade pontiaguda da mandíbula oposta em contacto com a gengiva facial; isto cria uma série de pontos de sangramento apicalmente a cada coroa, representativos da profundidade de cada sulco individual. A incisão é efectuada 2 a 3 mm apicalmente a estes pontos de sangramento, de forma recortada para imitar o contorno das respectivas cristas gengivais. A incisão é realizada pelo menos 1 a 2 dentes mesial e distal ao local cirúrgico pretendido, com uma incisão de libertação vertical que termina em ambas as extremidades. O retalho é refletido como no desenho triangular, começando numa extremidade da incisão e progredindo para o lado oposto. Apesar de ter sido escolhido para reduzir o potencial de exposição das margens da coroa, este desenho está contraindicado nos casos em que está presente uma lesão apical grande ou em que existe uma faixa inadequada de gengiva aderente.[2]

O **retalho de base papilar** pode ser melhor designado como uma variação híbrida de incisões sulculares completas e de espessura parcial, e foi sugerido para evitar a recessão gengival observada com os dois desenhos de retalho acima mencionados. Este retalho consiste em 2 incisões de libertação verticais, ligadas por incisões intra-sulculares nas áreas cervicais da reflexão planeada concomitantemente com a variação de espessura dividida baseada na papila. A incisão de espessura dividida é efectuada em 2 etapas: a primeira é um corte superficial, destinado a cortar o epitélio e o tecido conjuntivo a uma profundidade de 1,5 mm da superfície da gengiva, subscrevendo uma linha curva, perpendicular à margem gengival, e ligando um lado da papila ao outro. O segundo corte é de natureza mais vertical, traçando a incisão original, mas suficientemente profundo para contactar a margem do osso alveolar. Este corte produzirá um retalho de espessura dividida no terço apical da base da papila.[2]

A esta incisão de espessura dividida juntam-se o(s) corte(s) intrasulcular(es) na margem cervical, completando a libertação do complexo gengival marginal. O retalho pretendido é então refletido como um evento mucoperiosteal de espessura total, posicionado apicalmente conforme ditado pelo local operatório pretendido. A única ressalva crucial é a escolha da lâmina de bisturi; não deve exceder 2,5 mm de largura, para permitir o curso delicado da incisão e minimizar o corte excessivo inadvertido do tecido. Apesar de muito previsível em termos de minimização da recessão dos tecidos moles, este é um desenho de retalho muito difícil de executar e, se os tecidos forem mal manuseados, a cooptação primária das margens epiteliais ficará comprometida; ocorrerá necrose das secções afectadas e levará à formação de uma cicatriz cirúrgica. O tamanho das suturas utilizadas para o fecho deste retalho também é importante; monofilamento de polipropileno 7-0 a 8-0, com pelo menos 2 pontos por papila.

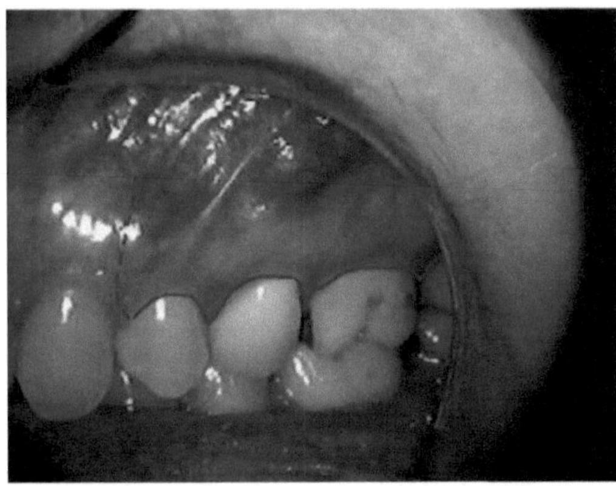

Retalho triangular (sulcular). A linha vermelha sólida indica a incisão sulcular desde a região temática do dente #12 até a distal do dente #15; a linha pontilhada representa a incisão vertical de liberação paralela à raiz do dente #11. Note o inchaço na mucobucosa próximo ao ápice MB do dente #14.

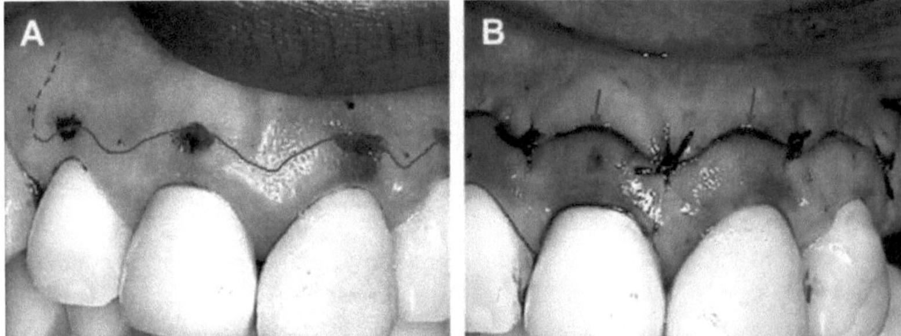

(A) **Retalho de Ochsenbein-Luebke.** A linha vermelha sólida é a incisão recortada na gengiva aderida. Os pontos roxos, feitos com um bastão de violeta de genciana, denotam a profundidade de sondagem mais 2 mm na superfície facial de cada dente no retalho proposto. A incisão liga estes pontos como uma linha, com incisões de libertação verticais (linhas a tracejado) nas extremidades terminais do retalho. (B) **Retalho de Ochsenbein-Luebke.** A sutura dos "pontos" revestidos do retalho readapta corretamente os tecidos. Mais suturas serão adicionadas para fixar o retalho (setas).

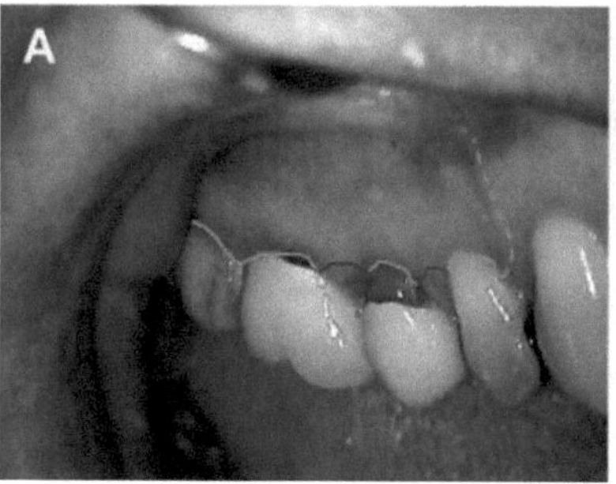

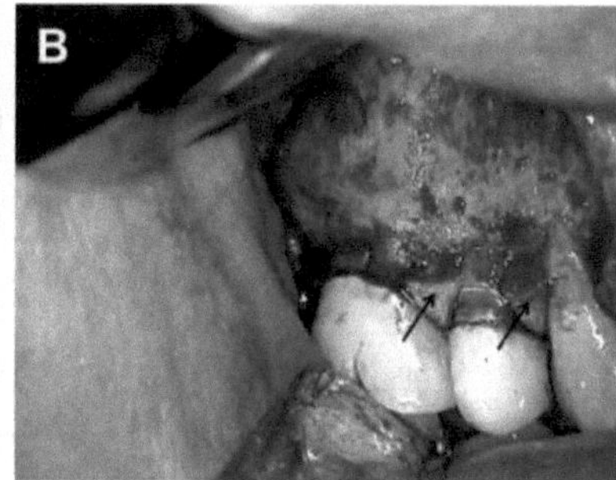

(A) Retalho baseado na papila. As linhas verdes indicam a porção sulcular completa da incisão à volta da cervical de cada dente, as linhas vermelhas são as incisões de espessura dividida para a papila envolvida e a linha verde pontilhada é a incisão de libertação vertical. Note-se no texto que as incisões na papila são efectuadas com 2 ângulos e profundidades diferentes. **(B) Reflexão do retalho baseado na papila.** As setas apontam para a reflexão de espessura dividida de cada papila. Note-se o longo leito de tecido de cada papila, especialmente entre os 2 pré-molares.

Acesso a tecidos duros

Dois princípios biológicos regem a remoção de osso para acesso a tecido duro em extremidades de raízes doentes: o tecido duro saudável deve ser preservado e a geração de calor durante o processo deve ser minimizada.

Os aumentos de temperatura acima da temperatura normal do corpo nos tecidos ósseos são prejudiciais. O aquecimento do tecido ósseo a 47° C a 50° C (117° F a 122° F) durante 1 minuto reduz significativamente a formação óssea e está associado a danos celulares irreversíveis e à infiltração de células gordas.[3] Dois factores críticos determinam o grau de lesão: o nível de aumento da temperatura e o tempo que esta permanece elevada. Quando a temperatura sobe acima dos 40° C (104° F), o fluxo sanguíneo aumenta inicialmente. Este fica estagnado a 198° F (46° C) aplicado durante 2 minutos. O aquecimento do tecido ósseo a 56° C desactiva a fosfatase alcalina.[4] Estudos realizados com ossos de animais demonstraram que, a temperaturas superiores a 42,5 °C (109 °F), por cada aumento de 1 °C na temperatura, o tempo de exposição para o mesmo efeito biológico diminui por um fator de aproximadamente 2,5. Esta correlação significa que o tempo de exposição decisivo diminui rapidamente à medida que a temperatura aumenta. Temperaturas acima de 127° F (53° C) aplicadas durante menos de 1 segundo podem afetar negativamente a osteogénese.[5] Vários factores determinam a quantidade de calor gerado durante a remoção de osso, incluindo a forma e a composição da broca, a velocidade de rotação, a utilização de líquido de refrigeração e a pressão aplicada durante o corte.

A broca redonda tem a melhor forma para remover tecido ósseo e deve ser utilizada com uma ação de pincelada suave.[6] Este tipo de broca também permite facilmente o acesso do líquido de refrigeração às superfícies de corte actuais. Estudos que compararam o calor gerado com brocas redondas e fissuradas encontraram resultados mais favoráveis com as brocas redondas.[7,8] O corte com brocas redondas produziu um local da ferida com menos inflamação, o que é mais favorável à rápida cicatrização da ferida. Embora as brocas tipo fissura cortem eficazmente nos lados, a ponta da broca é muito ineficaz porque não permite o acesso do líquido de refrigeração. O resultado líquido é um aumento da inflamação e uma resposta de cicatrização reduzida.

A utilização de uma broca de diamante para remover tecido ósseo é ineficaz e atrasa a cicatrização final da ferida. Devido à sua maior área de superfície, uma maior parte da broca de diamante está em contacto com o tecido ósseo. Como resultado, menos líquido de refrigeração chega à superfície de corte e a broca tem uma maior tendência para ficar obstruída com fragmentos de osso residuais. O efeito líquido é uma maior geração de calor, aumento da inflamação e redução da cicatrização.

A utilização de um líquido de refrigeração durante o corte do osso é essencial. Se não for utilizado um irrigante adequado, as temperaturas podem exceder as que se sabe prejudicarem a cicatrização óssea;[9] histologicamente, a cicatrização pode ser atrasada até 3 semanas. Também é fundamental que o líquido de refrigeração atinja a superfície de corte. As temperaturas podem subir acima de 212° F (100° C) quando é aplicada uma pressão excessiva durante o corte. Isto enterra a broca no osso, onde pouco ou nenhum irrigante pode chegar à ponta de corte; daí a recomendação para uma técnica de pincelada suave.10 Obtêm-se resultados favoráveis com estas técnicas, desde que o cirurgião siga o princípio básico de minimizar a geração de calor: utilizar uma broca redonda e canelada com líquido refrigerante e uma técnica de pincelada. Recomenda-se uma peça de mão de alta velocidade que expulse o ar da base em vez da extremidade de corte para reduzir o risco de embolia aérea.

CURETAGEM E BIÓPSIA PERIRRADICULARES

A maioria das lesões perirradiculares tem origem na polpa e pode ser classificada histopatologicamente como granulomas ou cistos. Histologicamente, estas lesões são constituídas principalmente por tecido de granulação associado a angiogénese, fibroblastos, fibras de tecido conjuntivo e células inflamatórias. Também podem estar presentes materiais estranhos, fissuras de colesterol e cordões de epitélio estimulados. O epitélio estimulado pode formar uma cavidade cística estratificada, revestida por epitélio escamoso. Estas lesões perirradiculares (granulomas e quistos) são lesões inflamatórias que se desenvolvem em resposta à irritação causada por microrganismos intrarradiculares e extrarradiculares associados ao sistema de canais radiculares ou por materiais estranhos forçados para os tecidos perirradiculares.[1]

Um aspeto importante da cirurgia perirradicular é a remoção do tecido doente associado ao ápice da raiz. Uma vez que grande parte deste tecido é reativo, o foco do tratamento cirúrgico do canal radicular é a remoção dos tecidos irritantes ou doentes. O aspeto técnico da remoção de tecido mole da cripta óssea varia consoante os cirurgiões e os contextos clínicos. Existe uma grande variedade de curetas ósseas e periodontais disponíveis para este fim, e nenhum instrumento é suficiente para todos os casos. Independentemente do instrumento selecionado, os princípios básicos são os mesmos. Um instrumento afiado é sempre preferível a um instrumento rombo. A lesão dos tecidos moles deve ser primeiro afastada da cripta óssea, começando pelos bordos laterais. Isto pode ser conseguido eficazmente utilizando a cureta com a superfície côncava virada para a parede interna da cripta óssea. Assim que a lesão dos tecidos moles tiver sido separada da cripta óssea até ao ponto em que a cripta muda de convexidade, a cureta pode ser utilizada de forma raspada para remover o resto da lesão da parede medial do defeito ósseo.[1]

REFERÊNCIAS

1. Johnson BR , Fayad MI , Witherspoon DE: Cirurgia perirradicular (In cohen's pathways of the pulp- 10th edition), pg no. - 737- 776.

2. Niemczyk SP: Essentials of Endodontic Microsurgery (Dental Clinics of North America - abril de 2010 ; vol 54 ; no.2)

3. ErikssonRA, Albrektsson T, Magnusson B: Avaliação da viabilidade óssea após traumatismo térmico. Um estudo histológico, histoquímico e microscópico vital no coelho. *ScandJPlastReconstr*

Surg 18:261,1984.

4. Posen S: Fosfatase alcalina. *Ann InternMed* 67:183,1967.

5. Eriksson A, Albrektsson T, Grane B, McQueen D: Lesão térmica do osso. Uma descrição microscópica vital dos efeitos do calor. *Int J Oral Surg* 11:115, 1982.

6. Tetsch P: Desenvolvimento de temperatura elevada após osteotomias. *JMaxillofacSurg* 2:141, 1974.

7. Calderwood RG, Hera SS, Davis JR, Waite DE: Uma comparação da taxa de cicatrização do osso após a produção de defeitos por vários instrumentos rotativos. *JDentRes* 43:207, 1964.

8. Costich ER, Youngblood PJ, Walden JM: Um estudo dos efeitos dos instrumentos rotativos de alta velocidade na reparação óssea em cães. *Oral SurgOral Med Oral Pathol* 17:563, 1964.

9. Kerawala CJ, Martin IC, Allan W, Williams ED: Os efeitos da técnica do operador e do desenho da broca na temperatura durante a preparação óssea para parafusos auto-roscantes de osteossíntese. *Oral Surg Oral Med Oral Pathol Oral Radiol Endod* 88:145, 1999.

10. Gutmann JL, Harrison JW: *Surgical endodontics,* vol. St. Louis, 1994, Ishiyaku EuroAmerica, p 468.

CAPÍTULO 7. CIRURGIA PERIRRADICULAR

GESTÃO DA EXTREMIDADE DA RAIZ

A gestão da extremidade da raiz ressecada durante a cirurgia perirradicular é fundamental para o sucesso global de um caso. O objetivo da cirurgia deve ser a criação de um ambiente propício à regeneração do periodonto, ou seja, a cicatrização e regeneração do osso alveolar, do ligamento periodontal e do cemento que reveste a extremidade radicular e o material de obturação da extremidade radicular.

Determinação da necessidade de ressecção e obturação da extremidade da raiz

A base da cirurgia perirradicular é dupla. O primeiro objetivo é remover o fator etiológico; o segundo é evitar a recontaminação dos tecidos perirradiculares depois de o agente etiológico ter sido removido.

Os factores etiológicos podem ser tipicamente categorizados como bactérias intrarradiculares ou extrarradiculares.[5,6] A razão para a ressecção da extremidade da raiz nestes casos é estabelecer o acesso e remover os tecidos doentes. Isto assegura o estabelecimento de um ambiente ótimo para a cicatrização da ferida.

Como mencionado, o segundo objetivo da cirurgia perirradicular é evitar a recontaminação dos tecidos após a remoção do agente etiológico. Assim, se não for possível verificar se o restante sistema de canais está livre de irritantes, deve ser colocada uma obturação na extremidade da raiz para selar quaisquer irritantes remanescentes dentro do sistema de canais, evitando assim a recontaminação dos tecidos perirradiculares.

Ressecção da extremidade da raiz

Dois princípios principais ditam a extensão da ressecção da extremidade da raiz. Primeiro e mais importante, a causa (ou causas) de um processo de doença em curso deve ser removida; isto inclui a remoção do tecido doente e, quando indicado, a redução de uma raiz fenestrada apicalmente. Em segundo lugar, deve ser disponibilizado um espaço adequado para inspeção e tratamento da extremidade da raiz.

A anatomia da raiz de cada dente é complexa. O cirurgião deve compreender a anatomia do terço apical da raiz para determinar a extensão de uma ressecção da extremidade da raiz. Aproximadamente 75% dos dentes têm irregularidades nos canais (por exemplo, canais acessórios ou laterais) nos 3 mm apicais do dente.[4] Uma ressecção apical de aproximadamente 3 mm deve incluir a maioria dos canais acessórios e laterais e, assim, eliminar a maioria dos microorganismos e irritantes residuais. Quando as raízes com mais de um canal principal são ressecadas, o tecido do istmo pode estar presente, e a preparação deve ser modificada para incluir a área do istmo.

Se o ápice da raiz estiver próximo à placa cortical vestibular, pode ocorrer fenestração apical, levando a sintomas persistentes, especialmente sensibilidade à palpação sobre o ápice da raiz. A redução de um ápice radicular fenestrado apicalmente abaixo do nível da cortical óssea circundante permite a remodelação do osso sobre a estrutura dentária. A raiz vestibular do primeiro pré-molar superior é frequentemente fechada na placa cortical vestibular.

O princípio básico da conveniência do cirurgião-dentista deve ser modificado pelo desejo de minimizar o trauma do procedimento cirúrgico em si, incluindo a preservação do dente e das estruturas de suporte. O acesso e a visibilidade das estruturas perirradiculares da raiz têm historicamente determinado a extensão da ressecção da extremidade radicular. O cirurgião deve ser capaz de inspecionar a extremidade da raiz ressecada, preparar uma cavidade na extremidade da raiz e colocar uma obturação na extremidade da raiz. Equipamentos de visualização aprimorados (por exemplo, microscópios, endoscópios e orascópios) reduziram a necessidade de ressecar grandes quantidades da raiz para obter visualização e acesso adequados. Em alguns casos, parte da raiz deve ser ressecada para obter acesso a toda a lesão de tecido mole, a uma raiz adicional posicionada palatalmente (por exemplo, pré-molares superiores) ou a material estranho nos tecidos perirradiculares.

Ângulo de ressecção

As técnicas de ampliação e iluminação melhoradas eliminaram a necessidade de criar uma superfície radicular biselada na maioria dos casos.[8] De uma perspetiva biológica, o ângulo mais apropriado de ressecção da extremidade radicular é perpendicular ao longo eixo do dente. A lógica para uma ressecção perpendicular da extremidade da raiz baseia-se em vários parâmetros anatómicos.

Em primeiro lugar, uma ressecção perpendicular a cerca de 3 mm do ápice anatómico tem maior probabilidade de incluir todas as ramificações apicais nessa região do dente.

Em segundo lugar, à medida que o ângulo de ressecção aumenta, o número de túbulos dentinários que comunicam com a região perirradicular e o sistema de canais radiculares aumenta significativamente. A probabilidade de os irritantes do interior do sistema de canais terem acesso aos tecidos de cicatrização também aumenta à medida que o ângulo de ressecção aumenta.

Em terceiro lugar, estender a preparação da cavidade da extremidade da raiz para além da extensão coronal da superfície da raiz é mais simples se a ressecção da extremidade da raiz for perpendicular ao longo eixo do dente. Finalmente, com uma ressecção perpendicular da extremidade da raiz, as forças de tensão exercidas na região apical são distribuídas de forma mais uniforme, o que pode reduzir a propagação de fracturas apicais e proporcionar um melhor ambiente para a cicatrização apical.[9]

O bisel

Bisel longo vs. bisel curto[35]

O bisel longo cria uma desorientação espacial que é muitas vezes difícil de ultrapassar relativamente ao verdadeiro eixo longo do sistema de canais. Como é difícil visualizar o longo eixo do dente, a preparação subsequente da extremidade da raiz (REP) geralmente não estará dentro do longo eixo do canal. A não compreensão deste conceito é a principal razão pela qual ocorrem perfurações na lingual ou palatina. Outra consideração para o bisel 01 é que as dimensões marginais cavo-superficiais do preparo serão consideravelmente diminuídas, permitindo assim um selamento mais fácil e previsível.[35]

Idealmente, o bisel curto é tão perpendicular ao longo eixo do dente quanto possível, de modo a atingir previsivelmente vários critérios importantes:

- Conservação do comprimento da raiz: - Quando é feito um bisel longo, é necessário remover mais estrutura dentária para expor o ápice anatómico do dente. Com um bisel longo, uma quantidade excessiva de estrutura radicular teria de ser removida para incluir todos os 3 mm apicais.

- Menos hipóteses de perder a anatomia lingual: - O bisel curto permite a inclusão da anatomia lingual com menos redução. Com o bisel longo, há uma menor probabilidade de invasão da superfície lingual da raiz.[35]

-Uma margem cavo-superficial mais curta: - Se estiverem presentes vários canais, a distância entre eles aumentará à medida que o ângulo do bisel aumenta. Como se recomenda que o istmo também seja preparado, um bisel mais curto permite um comprimento mais curto da margem cavo-superficial no REP concluído.

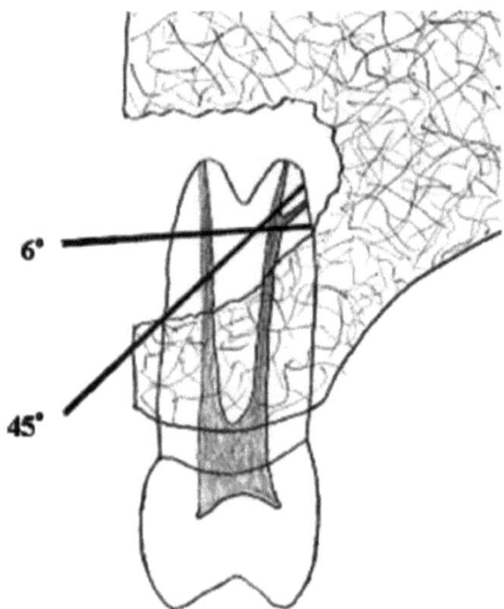

O bisel "longo" remove mais estrutura radicular e aumenta a probabilidade de não se visualizar anatomia lingual importante. O bisel "mais curto" conserva a estrutura da raiz, mantém uma melhor relação coroa/raiz e aumenta a capacidade de visualizar a anatomia lingual importante

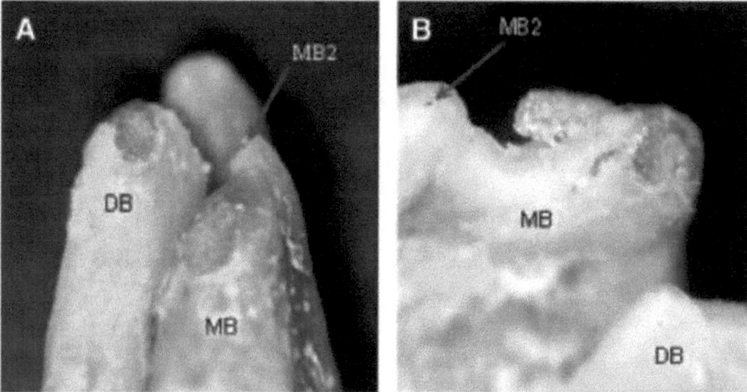

(A) O bisel 'longo', mas conservador, da raiz mesiovestibular (MB) não abordou o segundo canal radicular mesiovestibular (MB2) deste primeiro molar superior. (B) Não só o canal MB2 foi completamente "esquecido", mas houve uma perfuração inadvertida da raiz MB - e um bisel incompleto da extremidade da raiz distobucal (DB).

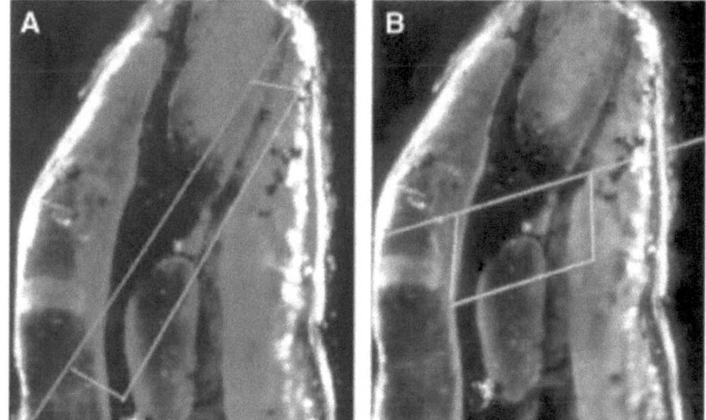

(A) O bisel longo tem um maior comprimento da margem cavo-superficial com uma maior probabilidade de fuga. (B) O bisel curto tem um comprimento de margem cavo-superficial mais curto para selar e, por conseguinte, diminui as probabilidades de fuga.

- Menor probabilidade de uma ressecção incompleta: - O bisel mais curto facilita ao operador a ressecção completa da extremidade da raiz e não deixa uma "cúspide lingual" ou uma ressecção incompleta.

- Mais fácil de detetar canais múltiplos ou aberrantes: - Quando o bisel curto é preparado, é possível aceder a mais anatomia lingual.

- Túbulos dentinários menos expostos: - Como os túbulos dentinários estão orientados mais perpendicularmente ao longo eixo do dente, o bisel curto expõe menos túbulos. O bisel longo abre mais túbulos para serem expostos ao meio ambiente, o que pode permitir mais micro-fugas ao longo de um período de tempo.[35]

- Mais fácil de manter o REP dentro do longo eixo: -A instrumentação do REP deve ser mantida dentro do longo eixo do dente para evitar a remoção desnecessária ou excessiva de dentina radicular. Quanto mais longo for o bisel, mais difícil é visualizar e manter o REP dentro do longo eixo do dente.[35]

-É mais fácil incluir o istmo no REP se estiverem presentes vários canais numa única raiz: - A limpeza e a preparação do istmo que normalmente existe entre os canais, quer seja visível ou não após o REB, é muito importante. Quando existem vários canais numa raiz, o tecido do istmo está presente 100% das vezes ao nível dos 4 mm. O bisel curto facilita a preparação do istmo, permitindo uma melhor "imagem mental" do eixo longo do dente.[35]

Idealmente, o bisel da extremidade da raiz (REB) é mantido tão curto ou tão perpendicular ao longo eixo da raiz quanto possível, para facilitar a ressecção completa e expor todo o sistema de canais apicais. No entanto, após a identificação positiva das características na superfície do bisel, pode ser necessário aumentar ligeiramente o ângulo do bisel, para obter um melhor acesso aos instrumentos, para melhorar a visão e/ou para melhorar a ergonomia para o doente e o médico.[35]

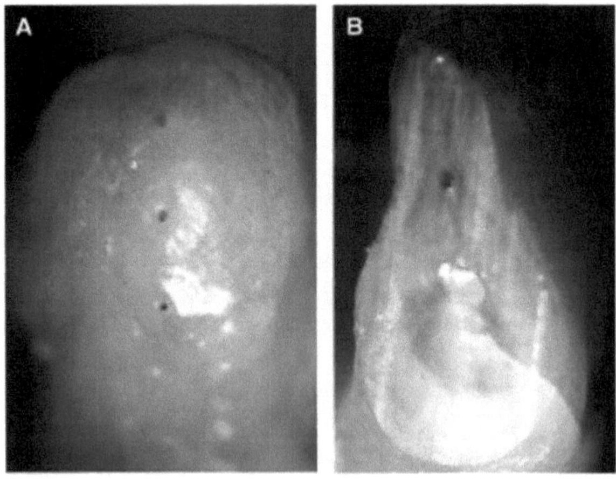

(A) Forames apicais múltiplos evidentes na superfície palatina da raiz mesiovestibular (MB) de um primeiro molar superior. Se este fosse ressecado com um bisel longo, os canais e as saídas seriam ignorados. (B) A ressecção com bisel longo de uma raiz MB de um primeiro molar superior mostra o canal principal com guta-percha e selante; um istmo está acima dele e um segundo canal, não limpo, é visível; em seguida, um istmo está acima deste segundo canal, e na ponta da superfície ressecada um canal adicional está presente com guta-percha. A gestão desta anatomia complexa requer um bisel muito mais curto e uma face radicular significativamente mais ressecada à volta do canal mais palatino para permitir um desbridamento e preparação completos.

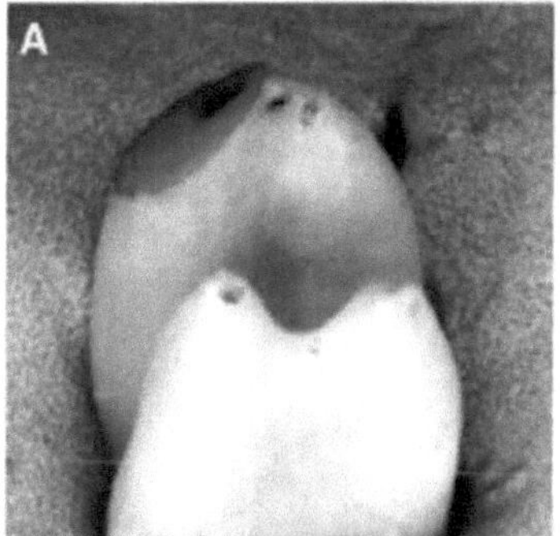

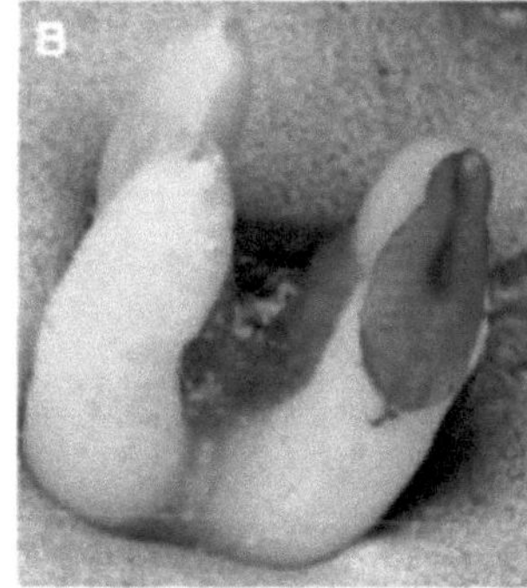

(A) O bisel longo não aborda uma quantidade adequada da porção lingual do ápice da raiz e a anatomia apical importante é ignorada pelo cirurgião. (B) A porção apical do bisel longo faz com que a parede lingual seja muito fina e mais suscetível à perfuração.

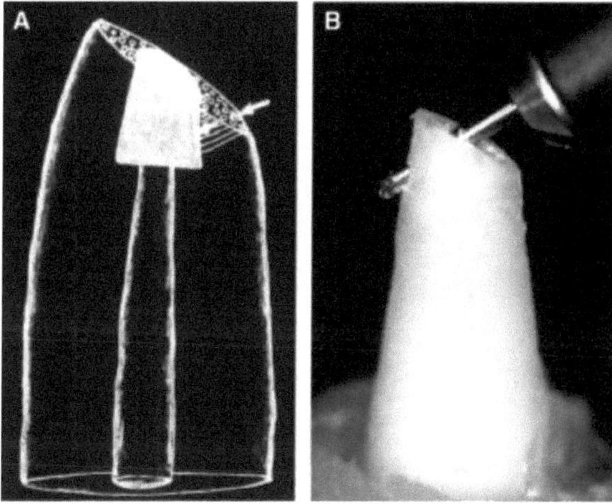

(A) O bisel longo expõe mais túbulos dentinários num ângulo que os deixa abertos para causar uma possível contaminação futura, ou fuga, para o REF. (B) O bisel longo desorienta o cirurgião e aumenta a tendência para uma perfuração lingual do preparo da extremidade da raiz.

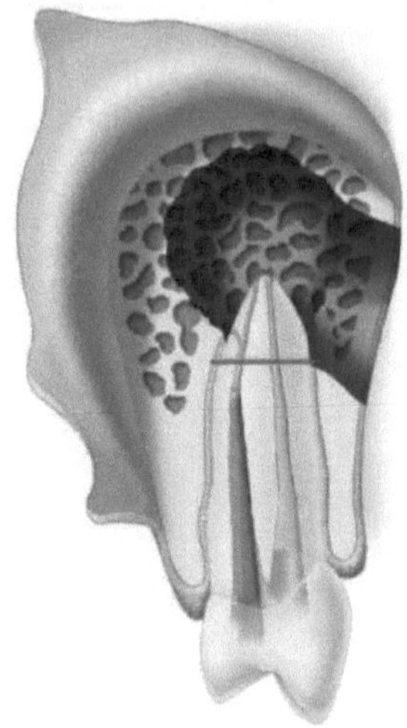

A ressecção perpendicular ou quase perpendicular da extremidade da raiz *(linha verde)* pode ser conseguida com a utilização de instrumentos microcirúrgicos, ampliação e iluminação melhoradas.

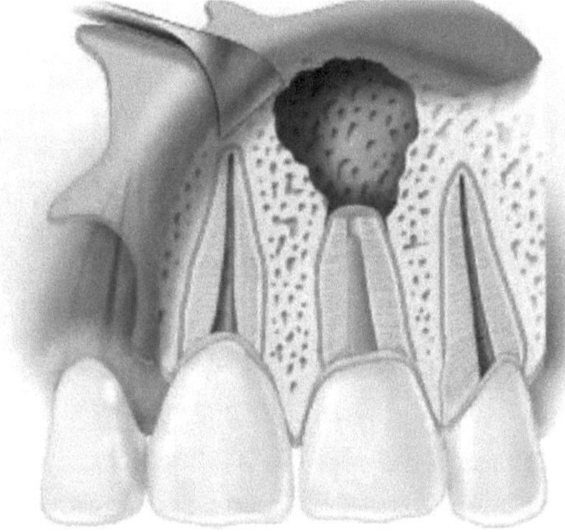

Diagrama de uma preparação perpendicular da extremidade da raiz e de uma preparação da cavidade com 3 mm de profundidade ao longo do eixo longo da raiz.

Preparação da superfície da extremidade da raiz

Tal como em todas as fases da cirurgia endodôntica, o objetivo é produzir uma extremidade radicular ressecada com condições óptimas para o crescimento do cemento e subsequente regeneração do PDL ao longo da extremidade radicular ressecada. Dois aspectos importantes deste processo são a topografia da superfície e o tratamento químico da extremidade radicular ressecada. O cemento saudável na extremidade da raiz é necessário para o sucesso da regeneração dos tecidos periodontais.[1]

Topografia da superfície da extremidade da raiz ressecada

O axioma convencional para a preparação da superfície da extremidade radicular ressecada tem sido o de produzir uma superfície radicular lisa e plana, sem arestas vivas ou esporões da estrutura radicular que possam servir de irritantes durante o processo de cicatrização. No entanto, existe pouca informação sobre se as extremidades radiculares lisas cicatrizam de forma diferente ou mais rapidamente do que as extremidades radiculares rugosas após a ressecção da extremidade radicular.

Diferentes tipos de brocas tendem a produzir diferentes padrões na superfície da raiz ressecada.7 A broca Multi-Purpose (DENTSPLY Maillefer, Milford, DE) produziu a superfície da extremidade da raiz ressecada mais lisa e uniplanar, com a menor quantidade de fragmentação. Independentemente do tipo de broca utilizada, a mancha e a fragmentação da guta-percha ao longo da face da raiz ocorreram apenas quando a peça da cabeça foi movida ao longo da face da raiz na direção inversa em relação à direção de rotação da broca. As brocas que produzem uma superfície lisa também tendem a cortar com menos vibração e vibração, resultando num maior conforto para o paciente.[1]

Condicionamento raiz-extremidade

O condicionamento da superfície radicular remove a smear layer e proporciona uma superfície propícia à adesão mecânica e aos mecanismos celulares de crescimento e fixação. Alguns defendem que o condicionamento da superfície radicular produz uma superfície biocompatível propícia à colonização das células periodontais sem comprometer a vitalidade do periodonto adjacente.

Foram defendidas três soluções para a modificação da superfície radicular: ácido cítrico, tetraciclina e ácido etilenodiamino tetra-acético (EDTA). Todas as três soluções aumentaram a fixação dos fibroblastos à superfície radicular in vitro. No entanto, o ácido cítrico é a única solução testada numa aplicação cirúrgica endodôntica.

Tradicionalmente, o ácido cítrico tem sido a solução de eleição. Os periodontistas têm utilizado uma solução aquosa de ácido cítrico (pH 1) durante 2 a 3 minutos para condicionar as superfícies radiculares doentes, de modo a facilitar a formação, a nova fixação e a cementogénese. Uma aplicação de um ou dois minutos de ácido cítrico a 50% (pH 1) resultou em extremidades radiculares desmineralizadas e numa cicatrização completa mais rápida do que nas extremidades radiculares não desmineralizadas. Foi demonstrado que uma aplicação prolongada (3 minutos) desencoraja o crescimento do osso alveolar.

O EDTA, uma solução com um pH neutro que os endodontistas têm utilizado como irrigante do canal, demonstrou ser igualmente eficaz na exposição das fibras de colagénio nas superfícies da dentina. Ao contrário da solução de pH mais baixo, o EDTA não afecta negativamente os tecidos circundantes.[3]

Uma série de estudos que examinaram o efeito do EDTA e dos ácidos cítrico e fosfórico numa aplicação periodontal mostrou que a aplicação de 15% a 24% de EDTA durante aproximadamente 2 minutos produz a superfície radicular ideal.[2] Estes investigadores concluíram que o EDTA a um pH neutro era capaz de remover seletivamente o mineral de uma superfície de dentina, expondo uma matriz de colagénio. Os ácidos cítrico e fosfórico, que têm um pH baixo, parecem não só remover o componente mineral, mas também desnaturar a matriz de colagénio.

Foi demonstrado que a tetraciclina remove a camada de esfregaço da dentina, deixando os túbulos limpos e abertos, com tempos de aplicação tão curtos como 30 segundos. Uma avaliação histológica da nova fixação em raízes humanas periodontalmente doentes tratadas com cloridrato de tetraciclina mostrou uma tendência para uma maior fixação do tecido conjuntivo após o tratamento das raízes com tetraciclina. Estudos que compararam o efeito de uma aplicação de 3 minutos de EDTA (pH 7,3) ou de tetraciclina HCL (pH 1,8) não revelaram diferenças significativas nas superfícies dentárias tratadas, mas o EDTA demonstrou ser mais favorável à fixação de células PDL humanas.

Embora os efeitos de condicionamento da superfície radicular do ácido cítrico, do EDTA e da tetraciclina estejam bem documentados na literatura periodontal, este tratamento não se traduziu em ganhos significativos na ligação periodontal em dentes periodontalmente doentes. Atualmente, apenas o ácido cítrico tem sido avaliado como agente condicionador da extremidade radicular.

PREPARAÇÃO DA CAVIDADE RADICULAR

A preparação da cavidade do extremo radicular é um passo crucial no estabelecimento de um selamento apical. O objetivo é fazer uma cavidade na extremidade da raiz ressecada que seja dimensionalmente suficiente para a colocação de um material de preenchimento da extremidade da raiz e, ao mesmo tempo, evitar danos desnecessários às estruturas da extremidade da raiz. A preparação ideal é uma cavidade de classe I preparada ao longo do longo eixo do dente até uma profundidade de pelo menos 3 mm. O procedimento cirúrgico tem mais probabilidades de ser bem sucedido se o restante sistema de canais tiver sido cuidadosamente limpo e modelado para eliminar microrganismos e irritantes.[11] Tradicionalmente, tem sido utilizada uma micropeça de mão com uma broca rotativa, mas com o advento das pontas ultra-sónicas concebidas especificamente para este fim, as preparações da extremidade radicular são agora mais frequentemente realizadas com a técnica ultra-sónica.

As técnicas de preparação ultra-sónica da extremidade radicular têm várias vantagens em relação ao método da micropeça. É necessário remover menos tecido ósseo para obter um acesso adequado à extremidade da raiz ressecada. Além disso, o cirurgião é mais capaz de produzir uma preparação mais conservadora que segue o longo eixo do dente e permanece centrada no canal. O risco de perfuração da extremidade radicular é reduzido, em parte devido à melhor manipulação do instrumento. Além disso, as técnicas ultra-sónicas da extremidade radicular produzem uma preparação da cavidade mais consistente e profunda, que requer menos biselamento da raiz.12 A preparação apical ultra-sónica gera significativamente menos camada de esfregaço em comparação com as brocas isoladamente; a preparação da extremidade radicular com uma broca produz uma camada de esfregaço pesada em todos os níveis de preparação.[13]

A maior preocupação com a preparação ultra-sónica da extremidade radicular é o potencial para criar fracturas radiculares como resultado da vibração ultra-sónica.

Preparação ultra-sónica da extremidade radicular e fracturas apicais

Vários estudos investigaram o potencial de indução de fracturas das técnicas de preparação ultra-sónica das extremidades radiculares. Foram descritos três tipos de fracturas radiculares: fracturas intracanais (com origem no sistema de canais radiculares e que se estendem para a dentina), fracturas extra-canais (com origem na superfície da raiz e que se estendem para a dentina) e fracturas comunicantes (que se estendem da superfície da raiz para o sistema de canais radiculares).[14] Vários outros estudos in vitro que utilizaram modelos diferentes para avaliar as fracturas radiculares concluíram, inversamente, que a preparação ultra-sónica das extremidades radiculares induz fracturas apicais. Assim, o grau em que as fracturas apicais são induzidas durante a preparação ultra-sónica da cavidade radicular é difícil de determinar a partir de estudos in vitro.

Por outro lado, num estudo in vivo[15] e em estudos baseados em cadáveres concebidos para reproduzir o cenário clínico, as fracturas radiculares não foram atribuídas à utilização de ultra-sons. Nestes estudos, a preparação ultra-sónica da extremidade radicular não induziu um número significativo de fracturas da extremidade radicular. Várias razões podem explicar as diferenças observadas. Os tecidos circundantes em cadáveres e em indivíduos clínicos podem dispersar a energia ultra-sónica para longe da ponta da raiz. A energia térmica produzida durante a preparação ultra-sónica pode ter sido controlada de forma mais adequada em alguns estudos do que noutros. O ajuste de potência utilizado na unidade ultra-sónica pode ter sido na gama baixa; foi demonstrado que um ajuste de potência baixo produz menos fracturas num ambiente in vitro[16] e, portanto, é recomendado para uso clínico.

Importância da conceção da ponta ultra-sónica

Estão disponíveis vários tipos diferentes de pontas ultra-sónicas (descritas no capítulo anterior - instrumentos e configuração operatória) para a preparação da extremidade radicular, incluindo pontas de vários comprimentos e diâmetros construídas em aço inoxidável. Estas pontas são deixadas sem revestimento ou são revestidas com diamante ou nitreto de zircónio. As pontas com uma curvatura de 70 graus ou mais são mais susceptíveis à fratura sob carga contínua e a fratura ocorre normalmente na curvatura. O revestimento das pontas de ultra-sons melhora indubitavelmente a eficiência de corte em comparação com as pontas de aço inoxidável não revestidas; isto traduz-se numa redução significativa do tempo necessário para preparar uma cavidade na extremidade da raiz. Nas pontas revestidas, o revestimento de diamante parece ser o mais agressivo e requer menos tempo para produzir uma preparação da cavidade da extremidade da raiz. Além disso, o tipo de ponta (ou seja, aço inoxidável, revestida a diamante ou revestida a nitreto de zircónio) parece ter pouco efeito no número ou tipos de fracturas que podem ser induzidas na extremidade da raiz durante a preparação. A parede da cavidade dos preparos de extremidades radiculares formados por pontas de aço inoxidável têm tipicamente paredes do canal mais limpas do que as formadas por pontas de preparos de extremidades radiculares revestidas. As pontas de aço inoxidável parecem produzir menos detritos superficiais e camada de esfregaço. Os instrumentos de preparação de extremidades radiculares revestidos produzem normalmente uma superfície da parede da cavidade fortemente desgastada e coberta de detritos. Em geral, a qualidade da preparação com pontas revestidas foi sugerida como sendo superior.[1]

MATERIAIS DE OBTURAÇÃO RADICULAR

Papel de uma obturação radicular

A gestão da extremidade da raiz ressecada durante a cirurgia perirradicular é fundamental para um resultado bem-sucedido.[17] A porção do ápice da raiz que é inacessível à instrumentação e, como consequência, não pode ser limpa, moldada ou preenchida, ou está associada a uma infeção extrarradicular que não responde ao tratamento não cirúrgico, é removida. Um material de obturação é então colocado numa cavidade preparada da extremidade da raiz como um "selo físico" para impedir a passagem de microrganismos ou dos seus produtos do sistema de canais radiculares para os tecidos perirradiculares adjacentes. A colocação de uma obturação da extremidade radicular é um dos passos fundamentais na gestão da extremidade radicular. A resposta ideal de cicatrização após a cirurgia perirradicular é o restabelecimento de um aparelho de fixação apical e a reparação óssea.[18,19] A deposição de cemento na face cortada da raiz é considerada uma resposta de cicatrização desejada e um pré-requisito para a reforma de uma ligação periodontal funcional.[18] A ressecção da extremidade da raiz resulta numa face dentinária exposta, rodeada perifericamente por cemento, com um canal radicular no meio. A deposição de cimento ocorre a partir da circunferência da extremidade da raiz e prossegue centralmente em direção ao canal radicular ressecado. O cemento proporciona um "selamento biológico", para além do "selamento físico" da obturação da extremidade radicular, criando assim um "selamento duplo".[21]

Requisitos de um material de obturação ideal para a extremidade da raiz[22]

Os requisitos de um material de obturação ideal para a extremidade radicular estão bem documentados (Tabela 1).

Tabela 1: Requisitos de um material de obturação ideal para a extremidade radicular

Os materiais de obturação da extremidade radicular devem:
1. Aderir ou unir-se ao tecido dentário e "selar" tridimensionalmente a extremidade da raiz.
2. Não promover, e de preferência inibir, o crescimento de microrganismos patogénicos.
3. Ser dimensionalmente estáveis e não serem afectados pela humidade, quer no estado fixado quer no estado não fixado.
4. Ser bem tolerado pelos tecidos perirradiculares, sem reacções inflamatórias.
5. Estimular a regeneração do periodonto normal.
6. Não ser tóxico, tanto a nível local como sistémico.
7. Não corroer ou ser electroquimicamente ativo.
8. Não manchar o dente ou os tecidos perirradiculares.
9. Ser facilmente distinguíveis em radiografias.
10. Ter um prazo de validade longo e ser fácil de manusear.

Assim, o material de obturação ideal para a extremidade radicular sela o conteúdo do sistema de canais radiculares dentro do canal, impedindo a saída de quaisquer bactérias, subprodutos bacterianos ou material tóxico para os tecidos perirradiculares circundantes. O material deve ser não reabsorvível, biocompatível e dimensionalmente estável ao longo do tempo. Deve ser capaz de induzir a regeneração do complexo PDL, especificamente a cementogénese sobre a própria obturação da extremidade radicular. Finalmente, as propriedades de manuseamento e o tempo de trabalho devem ser tais que o cirurgião endodôntico possa colocar uma obturação radicular com facilidade suficiente.[1]

Muitos materiais têm sido utilizados como obturações de extremidades radiculares, incluindo guta-percha, cimentos de policarboxilato, cones de prata, amálgama, Cavit (3M ESPE St. Paul, MN), cimento de fosfato de zinco, folha de ouro e parafusos de titânio, cimento de óxido de zinco eugenol (IRM e SuperEBA), cimento de ionómero de vidro, diaket, resinas compostas (Retroplast), híbridos de resina-ionómero de vidro (Geristore)[1]

Alguns materiais de obturação de extremidades radiculares introduzidos recentemente

São os seguintes: agregado de trióxido mineral (MTA), polímero de óleo de rícino (COP), biodentine, ceramicrete, Bioagregado, Endosequence (ERRM), cerâmica fria.

O agregado de trióxido mineral (MTA) - MTA (ProRoot MTA; DENTSPLY, Tulsa Dental, Tulsa, OK), um material desenvolvido especificamente para a obturação de extremidades radiculares, foi submetido a numerosas investigações in vitro e in vivo, comparando as suas várias propriedades com o SuperEBA, IRM e amálgama. Os estudos in vitro sobre a capacidade de selamento e a biocompatibilidade, comparando os materiais de obturação da extremidade radicular, demonstraram que o MTA é superior a outros materiais normalmente utilizados. A presa e a subsequente fuga do MTA não são afectadas pela presença de sangue.[1]

Num estudo de avaliação de resultados em humanos que comparou o ProRoot MTA com o IRM, a taxa de doença persistente com o MTA foi de 16% aos 12 meses e de 8% aos 24 meses. Um ensaio clínico prospetivo recente que utilizou o MTA como material de obturação da extremidade radicular, juntamente com as técnicas microcirúrgicas actuais, registou 89% de sucesso clínico, com um período de acompanhamento que variou entre 4 e 72 meses. Assim, o MTA tem mostrado resultados promissores, devido às suas boas propriedades de selamento, estabilidade dimensional, é bioativo e tem o potencial de estimular a cementogénese.[1]

Polímero de óleo de rícino (COP) - é obtido a partir da Riccinus communis, uma planta tropical. Trata-se de um biopolímero constituído por uma cadeia de ácidos gordos. Demonstrou ser biocompatível, não tóxico e fácil de manusear. O COP mostrou uma menor penetração do coto em comparação com o MTA e o GIC. Trata-se de um material relativamente novo e prometedor, que ainda não foi testado como material de preenchimento de extremidades radiculares.[23]

Biodentine - é um material à base de silicato de cálcio com boas propriedades de manuseamento e presa relativamente mais rápida em comparação com o MTA. É utilizado para o capeamento pulpar, reparação de perfurações, defeitos de restauração e para procedimentos de apexificação. O selamento e a fixação dos fibroblastos gengivais proporcionados pelo biodentine foram comparáveis aos do MTA e de outros cimentos à base de cálcio, com menor efeito citotóxico em comparação com o GIC.[23]

Ceramicrete - é um pó de hidroxiapatite com carga radiopaca de óxido de cério que liberta iões de cálcio e fosfato através de uma reação ácido-base. O Ceramicrete tem uma radiopacidade semelhante à da dentina radicular e a capacidade de selamento foi superior à do SuperEBA e do ProRoot MTA.[23]

Bioagregado - O pó é constituído por silicato tricálcico, silicato dicálcico, pentóxido de tântalo, fosfato de cálcio monobásico e óxido de silício amorfo com água desionizada. A biocompatibilidade e a capacidade de selagem do Bioagregado foram comparáveis às do MTA.[23]

Endosequence (ERRM) - É um novo material à base de biocerâmica utilizado para a reparação de raízes. É biocompatível, radiopaco, bioativo e menos citotóxico, tem a capacidade de induzir a expressão de citocinas e tem um pH elevado que contribui para a sua atividade antimicrobiana. Os cristais de apatite precipitaram quando o ERRM foi exposto a solução salina tamponada com fosfato.[23]

Cold ceramic - É um material REF à base de cerâmica recentemente introduzido, cujo principal componente é o hidróxido de cálcio. É considerado biocompatível, tem uma boa capacidade de selagem com um tempo de presa inicial de 10 minutos e um tempo de presa final de 24 horas.[23]

FECHO E SUTURA

Fecho do local da cirurgia

O local da cirurgia só deve ser fechado após uma inspeção visual e radiográfica cuidadosa da área. Antes da sutura, deve ser tirada uma radiografia com o retalho solto no lugar para detetar quaisquer objectos estranhos na cripta ou aderentes ao retalho. Esta imagem também é importante para confirmar a profundidade e a densidade da obturação da extremidade radicular. O local da osteotomia é então curetado suavemente e irrigado com soro fisiológico estéril ou água para remover quaisquer restos de agentes hemostáticos e materiais de embalagem. Nesta altura, é encorajada alguma hemorragia, porque o coágulo de sangue forma o suporte inicial para a cicatrização e reparação subsequentes. Se indicado, podem ser colocados materiais de enxerto ou barreiras nesta altura. Um ligeiro descolamento do tecido mole não refletido adjacente ao retalho facilita a colocação de suturas. O retalho é então reposicionado e suavemente comprimido com um pedaço de gaze de algodão húmida, esterilizada e arrefecida, para expelir o excesso de sangue e fluidos tecidulares.[1]

Para os desenhos de retalho comuns discutidos neste capítulo, os cantos são primeiro identificados e suturados no local com uma única sutura interrompida. As suturas interrompidas são inicialmente passadas através da porção livre do retalho, a cerca de 2 a 3 mm do bordo, e depois ligadas ao tecido aderente. A sutura é fixada com um nó de cirurgião simples, que é posicionado longe da linha de incisão. O centro do retalho é então localizado e suturado com uma sutura interrompida ou com uma sutura de sling. Pode ser utilizada uma técnica de sutura contínua para fechar um retalho submarginal (Ochsenbein-Luebke). Uma sutura de sling é normalmente utilizada para o dente central no local da cirurgia para fechar um retalho intrasulcular (retangular ou triangular) de espessura total. A tensão neste tipo de sutura pode ser ligeiramente variada para permitir algum controlo do posicionamento apico-coronal do retalho. As suturas interrompidas são então colocadas conforme necessário. [1] Quando a sutura estiver concluída, coloca-se novamente uma gaze de algodão húmida, esterilizada e refrigerada sobre o retalho e aplica-se pressão durante 5 minutos. A pressão sobre a área proporciona estabilidade para a fase inicial de formação do coágulo de fibrina e reduz a possibilidade de hemorragia pós-operatória excessiva e de formação de hematoma sob o retalho. A gaze gelada também contribui para a hemostase. A inspeção final da área deve confirmar que todas as margens dos tecidos moles foram bem aproximadas e que a hemorragia foi controlada. O paciente recebe uma compressa fria e é instruído a mantê-la no rosto, na área cirúrgica, durante 20 minutos e depois a retirá-la durante 20 minutos, durante o resto do dia. O doente recebe também instruções pós-operatórias verbais e escritas, incluindo informações de contacto fora de horas.[1]

Seleção do material de sutura

O material de sutura no tamanho 5-0 é mais comummente utilizado, embora alguns clínicos prefiram suturas ligeiramente maiores (4-0) ou mais pequenas (6-0). As suturas mais pequenas do que 6-0 tendem a cortar os tecidos orais relativamente frágeis quando atadas com a tensão necessária para aproximar as margens da ferida. O material de sutura de seda tem sido habitualmente utilizado em cirurgia dentária há décadas e é barato e fácil de manusear, mas tende a favorecer o crescimento bacteriano e permite um efeito de absorção em torno das suturas. Por estas razões, são preferíveis outros materiais à seda. [24] Os materiais de sutura reabsorvíveis (tripa simples e tripa crómica) não são utilizados por rotina na cirurgia perirradicular, embora este material possa ser indicado se o doente não estiver disponível para a consulta regular de remoção da sutura (48 a 96 horas após a cirurgia) ou se a sutura for utilizada em áreas da boca onde o acesso é muito difícil. O principal problema dos materiais de sutura reabsorvíveis é a taxa variável de reabsorção, ou seja, as suturas podem enfraquecer e dissolver-se demasiado cedo ou, mais frequentemente, permanecer na área da incisão durante mais tempo do que o desejado. Os materiais de sutura intestinal são embalados em álcool isopropílico. As propriedades de manuseamento das suturas intestinais podem ser melhoradas através da imersão em água esterilizada durante 3 a 5 minutos antes da utilização.[25]

Os materiais de sutura com um revestimento liso de Teflon ou de polibutilato (por exemplo, Tevdec e Ethibond, respetivamente) são particularmente adequados para utilização em cirurgia perirradicular.

Os materiais de sutura de monofilamento sintético (por exemplo, Supramid e Monocryl) também são normalmente utilizados. Estes materiais são fáceis de manusear e não promovem o crescimento bacteriano ou a absorção de fluidos orais na mesma medida que a seda.

REGENERAÇÃO TECIDULAR GUIADA E CIRURGIA ENDODÔNTICA

A quantidade e a localização do osso adjacente às estruturas radiculares afectam o prognóstico da cirurgia perirradicular. Num estudo[26] os autores propõem um sistema de classificação de seis categorias[1] para ajudar a prever o prognóstico cirúrgico e determinar a necessidade de enxertos ósseos e técnicas de barreira.

Classificação

Classe A (sem lesão)

Classe B (pequena lesão periapical)

A classe C (lesão periapical grande sem comunicação periodontal) representa todas as situações favoráveis à cicatrização sem enxertos ou barreiras suplementares.

Classe D (semelhante à classe C com bolsas periodontais independentes)

Classe E (comunicação periodontal endodôntica com o ápice)

A classe F (lesão apical com perda completa do osso vestibular) representa situações com um prognóstico mais reservado e geralmente requer o uso concomitante de enxerto ósseo e técnicas de barreira.[1]

O princípio básico da regeneração tecidular e óssea guiada é que diferentes tipos de células repovoam uma ferida a ritmos diferentes durante a cicatrização. As células dos tecidos moles são consideravelmente mais móveis do que as células dos tecidos duros, pelo que tendem a migrar para a ferida mais rapidamente durante a cicatrização. Uma barreira interposta entre o tecido gengival e as superfícies radiculares expostas e o osso alveolar de suporte impede a colonização da superfície radicular exposta pelas células gengivais. Isto encoraja o repovoamento seletivo da superfície radicular por células PDL. Teoricamente, a utilização de uma barreira absorvível permitiria que as células PDL e outras células com potencial osteogénico repovoassem o defeito, resultando numa nova ligação do tecido conjuntivo e na formação óssea. [1]

Os investigadores[27] compararam a cicatrização de 20 grandes defeitos perirradiculares (>10 mm de diâmetro) com e sem a utilização de uma membrana reabsorvível. Relataram que, 12 meses após a cirurgia, os locais em que foram utilizadas membranas tinham cicatrizado mais rapidamente e a qualidade e quantidade do osso regenerado era superior. Um estudo avaliou a cicatrização perirradicular e periodontal em casos que envolviam defeitos apicomarginais quando a regeneração tecidular guiada (membrana Bio-Oss e Bio-Gide; Osteohealth, Shirley, NY) foi realizada em conjunto com a cirurgia perirradicular. Aos 12 meses após a cirurgia, 86% foram considerados cicatrizados clínica e radiograficamente. Concluiu-se que a RTG deve ser considerada como um complemento à cirurgia perirradicular em casos de defeitos apicomarginais.[1]

No entanto, a utilização de uma membrana reabsorvível quando é efectuada uma osteotomia apical padrão e o osso vestibular sobre o resto da raiz está intacto não tem qualquer efeito benéfico na cicatrização. Existem vários tipos diferentes de membranas disponíveis. Estas podem ser agrupadas em duas grandes categorias: não reabsorvíveis e reabsorvíveis. As membranas reabsorvíveis são geralmente mais adequadas para uso endodôntico porque não é necessário um segundo procedimento cirúrgico para remover a membrana.[1]

As membranas requerem frequentemente um suporte para que a membrana não colapse no próprio defeito. O suporte para a membrana pode ser fornecido através da utilização de uma membrana dentada em titânio ou de um material de enxerto. Os materiais de enxerto têm duas funções principais: atuar como uma subestrutura mecânica que suporta a membrana e os tecidos moles sobrejacentes e servir como um componente biológico que aumenta a formação óssea. Os materiais de enxerto ósseo podem ser classificados como osteocondutores ou osteoindutores. Um *material osteocondutor* fornece uma estrutura na qual o osso pode crescer. O tamanho dos poros do material é semelhante ao do osso normal, e o material acaba por ser absorvido e remodelado. Um *material osteoindutor* estimula a produção de novas células ósseas, de modo a que a cicatrização ocorra mais rapidamente.

A família da proteína morfogénica óssea (BMP) tem sido amplamente investigada para ser utilizada nesta função. Uma combinação de materiais osteocondutores e osteoindutores também pode ser utilizada para enxertos ósseos.[1]

Se as técnicas de RFA forem utilizadas durante a cirurgia perirradicular, deve ser escolhida uma membrana reabsorvível e deve ser seguido um protocolo:

1. A membrana é estendida para cobrir 2 a 3 mm de osso periférico às margens da cripta. Deve ser suportada com um material de enxerto substituto do osso, de modo a não colapsar na cripta ou nas estruturas dentárias subjacentes.

2. As técnicas de encerramento dos tecidos devem assegurar a cobertura total da membrana pelos tecidos. A compressão pós-operatória tradicional é eliminada, uma vez que tal colapsaria a membrana sobre as estruturas subjacentes.

3. O tabagismo é contraindicado com as técnicas de RNG, uma vez que tem sido demonstrado de forma consistente que afecta negativamente o resultado.[28, 29]

CAPÍTULO 8. INTERVENÇÃO CIRÚRGICA COMPLEMENTAR

AMPUTAÇÃO DA RAIZ E HEMISECÇÃO

A amputação da raiz (ou seja, a ressecção da raiz) e a hemi secção (ou seja, a ressecção do dente) são soluções úteis para uma variedade de problemas clínicos. Estes procedimentos são frequentemente indicados no tratamento de molares periodontalmente envolvidos, nos quais existe uma perda óssea significativa à volta de uma raiz ou numa furca. Ocasionalmente, os dentes com patologia de aparente origem endodôntica têm, de facto, uma lesão de causa periodontal.[36]

A hemisecção implica que o dente é cortado ao meio. Na prática, uma das metades é geralmente removida, mas isso não é essencial se o osso que envolve ambas as metades for suficiente para suportar as raízes. Embora a indicação mais comum para essas técnicas seja o tratamento de defeitos periodontais, elas são úteis para uma variedade de problemas encontrados na prática endodôntica. Talvez a indicação endodôntica mais comum seja a remoção da raiz com uma fratura vertical ou uma longa perfuração lateral. No entanto, um planeamento criativo do tratamento endodôntico pode fazer com que a remoção da raiz seja uma abordagem útil no tratamento do dente com cáries profundas localizadas, um instrumento separado irrecuperável, uma fratura coronal grave ou uma perfuração de tira que pode incluir perda óssea periodontal. Para efeitos desta discussão, tanto a amputação radicular como a hemisecção serão referidas como ressecção radicular, porque os princípios de diagnóstico e técnica se aplicam igualmente a ambos os tipos de resultados.[36]

REPLANTAÇÃO INTENCIONAL

A reimplantação intencional pode ser uma opção quando o acesso cirúrgico é muito limitado ou apresenta riscos inaceitáveis. Os segundos molares inferiores são um exemplo comum para esta técnica, devido ao osso bucal sobrejacente tipicamente espesso, à profundidade vestibular rasa e à proximidade dos ápices radiculares ao canal mandibular. No entanto, qualquer dente que possa ser removido atraumaticamente numa só peça é um potencial candidato à reimplantação intencional. As contra-indicações incluem dentes com raízes alargadas ou moderadamente curvadas e a presença de doença periodontal. A fratura vertical da raiz tem sido frequentemente considerada uma contraindicação, embora alguns investigadores tenham recentemente demonstrado um sucesso moderado utilizando uma resina ligada à dentina e reimplantação intencional para o tratamento de dentes com fracturas radiculares. O prognóstico foi geralmente melhor para os incisivos e para os dentes com fracturas inferiores a dois terços do comprimento da raiz. O sucesso clínico após 1 ano foi de cerca de 89% e diminuiu para 59% aos 5 anos.[30]

O dente deve ser extraído com o mínimo de trauma para o dente e o alvéolo. Idealmente, não são utilizados elevadores e a superfície da raiz não é atingida com fórceps. Todos os instrumentos e materiais para a preparação e obturação da extremidade radicular devem ser preparados antes da extração para minimizar o tempo de trabalho extra-oral. A superfície da raiz deve ser mantida húmida, envolvendo-a com gaze embebida numa solução fisiológica, como a solução salina equilibrada de Hank. Após a preparação da extremidade da raiz e a obturação, o dente é reimplantado e o osso bucal é comprimido. O paciente pode ser instruído a morder um rolo de algodão ou outro objeto semi-sólido para ajudar a posicionar corretamente o dente no alvéolo. O ajuste oclusal é indicado para minimizar as forças traumáticas sobre o dente durante a fase inicial da cicatrização. Pode ser aplicada uma tala, mas muitas vezes não é necessária. O doente deve fazer uma dieta suave e evitar alimentos pegajosos, doces e pastilhas elásticas durante, pelo menos, 7 a 10 dias.[1]

CIRURGIA CORRECTIVA

A cirurgia correctiva pode ser definida como o procedimento cirúrgico necessário para reparar defeitos que ocorrem nas áreas da raiz ou da furca em resultado de erros terapêuticos ou de processos patológicos. Estes defeitos estão localizados em áreas da raiz que não o ápice e não são passíveis de reparação não cirúrgica. Quando uma bolsa periodontal está associada a um defeito localizado na metade cervical da raiz, será necessário refletir um retalho mucoperiosteal para assegurar a reparação adequada do defeito da raiz e a correção do defeito periodontal. Os defeitos de furca são geralmente reparados de forma não cirúrgica, mas há situações em que um componente periodontal está presente e só pode ser corrigido através de uma abordagem cirúrgica. Os desvios terapêuticos que requerem procedimentos correctivos incluem, mas não se limitam a, perfurações que ocorrem durante o acesso endodôntico complicado, a localização do canal radicular e os procedimentos de preparação ou como resultado da orientação incorrecta das brocas durante a preparação do espaço pós-radicular. Os processos patológicos que podem causar alguns destes defeitos incluem cáries, lesões periodontais, reabsorção externa e reabsorção interna perfurante. As lesões traumáticas que resultam em fracturas da raiz podem exigir uma abordagem cirúrgica ao tratamento, de modo a reter a raiz remanescente ou a combinação das estruturas da raiz e da coroa. Os procedimentos cirúrgicos de correção incluem a cirurgia perirradicular, em que o acesso é obtido através de um procedimento de retalho para reparar a raiz e os defeitos periodontais.

REPARAÇÃO DE PERFURAÇÕES[37]

As perfurações no assoalho da câmara pulpar em dentes multirradiculares podem ocorrer durante o preparo do acesso endodôntico, o preparo do espaço pós-radicular ou em conjunto com lesões extensas de cárie ou reabsorção. Os dentes multirradiculares com maior potencial para perfurações de furca são os molares superiores e inferiores. Quando ocorre uma perfuração nesta área do dente, a tentativa inicial de reparação deve ser feita através de uma aplicação interna e não cirúrgica. A cirurgia correctiva está reservada para os dentes em que a reparação não cirúrgica não é uma opção de tratamento ou em que a tentativa de reparação não cirúrgica falhou. Quando a cirurgia é necessária, um retalho muco-periosteal vestibular é refletido, o defeito ósseo da furca é curetado para remover qualquer tecido patológico e o local da perfuração é reparado.

As perfurações de tiras no terço cervical da raiz ocorrem mais frequentemente nas finas faces distais das raízes mesiais dos molares inferiores e nas raízes mesio-bucais dos molares superiores. A reparação não cirúrgica deve ser a primeira opção de tratamento nestes casos. Se a reparação cirúrgica for considerada necessária, a perfuração deve ser acedida e visualizada através de uma janela criada no osso bucal. Em muitos casos, a reparação cirúrgica será muito difícil, se não impossível, e a janela óssea pode ser tão grande que é criado um defeito periodontal. Se nem as opções não cirúrgicas nem cirúrgicas forem viáveis, outras opções de tratamento possíveis incluem a amputação da raiz, a hemisecção, a reimplantação intencional ou a extração seguida da colocação de uma ponte ou de um implante osseo-integrado. Se estiver presente um defeito na raiz cervical externa em resultado de cárie radicular ou reabsorção externa, a abordagem de tratamento pode ser diferente da proposta para um defeito de perfuração na mesma área. Se o defeito de cárie ou reabsorção não penetrar no espaço do canal pulpar, a abordagem cirúrgica ao tratamento é a primeira escolha. Um retalho de tecido mole de envelope limitado é geralmente adequado para visualizar, limpar e reparar a área afetada. Se o defeito for numa área cosmética, o material de escolha será uma resina composta ou um ionómero de vidro adequado. Os materiais dc amálgama, MTA e Ketac também podem ser opções se o defeito estiver numa área em que a estética não seja um problema. As bolsas periodontais estão frequentemente associadas a estes defeitos cervicais, pelo que o alongamento da coroa ou a extrusão vertical da raiz podem também ter de ser efectuados para que a área seja corretamente restaurada e limpa.

As perfurações que ocorrem a meio da raiz são normalmente o resultado de uma má orientação das brocas ou de um desbaste excessivo das paredes do canal radicular durante a preparação do espaço posterior. Se possível, estes defeitos devem ser imediatamente selados através de uma abordagem interna. Se for necessária cirurgia, seguem-se os mesmos passos que para as outras áreas que requerem reparação cirúrgica. Se houver osso cortical a cobrir a superfície da raiz no sentido coronal ao nível do local de reparação a meio da raiz, haverá menos hipóteses de criar um problema periodontal crónico. Uma perfuração localizada no terço apical da raiz é tratada cirurgicamente através da remoção da porção da raiz apical ao local da perfuração e, se necessário, colocação de uma obturação na extremidade da raiz.

ALONGAMENTO DA COROA

Os procedimentos de alongamento da coroa têm sido tradicionalmente aplicados em situações que requerem estrutura dentária adicional para procedimentos de restauração, tais como cáries subgengivais e fracturas. O procedimento clássico de alongamento da coroa envolve gengivectomia e recontorno ósseo para restabelecer a largura biológica numa posição mais apical. Os autores relataram um requisito mínimo de 3 mm a 5 mm de estrutura dentária supracrestal saudável para permitir a conclusão dos procedimentos de restauração. Quando o alongamento da coroa está a ser considerado na zona estética devido a uma observação clínica de exposição gengival excessiva, é indicada a análise do impacto funcional e estético do procedimento proposto.[37]

A partir dos passos anteriormente dados nas secções de análise facial e dentária, o clínico deve ter sido capaz de deduzir a etiologia da exibição excessiva, que pode incluir erupção passiva alterada, excesso maxilar vertical, lábio superior curto/hiperativo, extrusão dentoalveolar, ou alguma combinação destes.[37]

CUIDADOS PÓS-OPERATÓRIOS

Como observado anteriormente, os AINEs geralmente são a classe preferida de medicamentos para o tratamento da dor pós-operatória.[31] O ibuprofeno (400 a 800 mg) ou um AINE equivalente é normalmente administrado antes ou imediatamente após a cirurgia e pode ser continuado durante vários dias no pós-operatório, conforme necessário. Quando é necessário um alívio adicional da dor, um narcótico como a codeína, a hidrocodona ou o tramadol pode ser adicionado ao regime padrão de AINEs. Esta estratégia pode resultar num efeito sinérgico e, por conseguinte, num maior alívio da dor do que seria de esperar com o valor analgésico separado de cada fármaco.

As suturas são normalmente removidas 2 a 4 dias após a cirurgia.[32] Se a cicatrização estiver a progredir normalmente na consulta de remoção da sutura, o doente não precisa de ser visto novamente no consultório até ao primeiro exame de revisão agendado, normalmente 3 a 12 meses após a cirurgia.

Cuidados com a boca após cirurgia endodôntica

1.) Aplicar um saco de gelo no rosto junto à área da cirurgia (durante 20 minutos e depois durante 20 minutos) durante as 5 a 6 horas seguintes para ajudar a diminuir o inchaço pós-operatório. O inchaço é geralmente maior no dia seguinte à cirurgia e pode estar no seu pior até 2 ou 3 dias após a cirurgia.[1]

2.) Tomar todos os medicamentos conforme indicado. Deve aguardar cerca de 45 minutos para sentir

o efeito da medicação para as dores.[1]

3.) Limpar a boca como habitualmente (escovagem, uso de fio dental, etc.) em todas as áreas, exceto no local da cirurgia. Modificar os procedimentos de limpeza dos dentes na área do local da cirurgia para não perturbar a área. Não enxaguar vigorosamente durante as primeiras 24 horas após a cirurgia. Continuar a utilizar o colutório prescrito duas vezes por dia até à remoção das suturas.

4.) Nas primeiras 24 horas após a cirurgia, pode ocorrer um pequeno derrame de sangue do local da cirurgia. Isto produzirá uma coloração cor-de-rosa na saliva e não é motivo de preocupação. No entanto, se a hemorragia for excessiva, contacte o nosso consultório. Pode aplicar pressão sobre a área com um saco de chá ou uma gaze de algodão húmida.

5.) Foram colocadas suturas que terão de ser removidas na sua próxima consulta. Não levante ou puxe o lábio para examinar o local da cirurgia durante os primeiros 2 a 3 dias, pois isso pode perturbar o processo de cicatrização.

6.) Recomenda-se uma dieta suave durante os primeiros 2 ou 3 dias. Tente evitar alimentos quentes, picantes ou difíceis de mastigar.

É muito importante que beba muitos líquidos (não alcoólicos). Isto ajudará a sua boca a sarar.

7.) Evitar os cigarros e todos os outros produtos do tabaco.

8.) Pode ocorrer um ligeiro aumento da temperatura corporal durante as primeiras 24 horas após a cirurgia. Isto é normal.

A infeção após a cirurgia endodôntica não é típica, mas pode ocorrer. Se surgir uma infeção, esta ocorre normalmente 2 a 3 dias após a cirurgia. Os sinais de uma infeção incluem um aumento súbito da dor ou do inchaço, sensação de febre, glândulas doridas na área do pescoço e uma sensação geral de flacidez. Se pensa que se desenvolveu uma infeção, contacte imediatamente o consultório.[1]

GESTÃO DAS COMPLICAÇÕES CIRÚRGICAS

Embora as complicações cirúrgicas pós-operatórias graves sejam raras, o médico deve estar preparado para responder às preocupações do doente e reconhecer quando pode ser necessário tratamento adicional. A avaliação cuidadosa do caso, a adesão a uma técnica cirúrgica minimamente traumática e a gestão adequada do doente devem resultar numa baixa incidência de complicações pós-operatórias. Mesmo assim, alguns doentes apresentam dor pós-operatória ligeira a moderada, inchaço, equimose ou infeção. Num estudo prospetivo de 82 pacientes submetidos a tratamento cirúrgico endodôntico, os investigadores[33] relataram que 76,4% estavam livres de dor 1 dia após a cirurgia e 64,7% não relataram qualquer inchaço. Apenas 4% dos pacientes desse estudo apresentaram dor moderada, e essa sequela estava intimamente relacionada à presença de sintomas pré-cirúrgicos. A dor pós-operatória normalmente atinge seu pico no dia da cirurgia e o edema atinge seu máximo 1 a 2 dias após a cirurgia. Como já foi referido, existem boas evidências que suportam a utilização de uma terapêutica profiláctica com AINEs e um anestésico local de longa duração para reduzir a magnitude e a duração da dor pós-operatória.[1]

Os doentes devem ser informados de que é normal haver alguma perda de sangue no pós-operatório, mas que uma hemorragia significativa é pouco frequente e pode exigir atenção. A maioria das hemorragias pode ser controlada aplicando uma pressão constante durante 20 a 30 minutos, normalmente com um pedaço de gaze de algodão húmido ou um saquinho de chá. A hemorragia que persiste requer a atenção do médico. A pressão sobre a área e a injeção de um anestésico local contendo epinefrina 1:50000 são os primeiros passos razoáveis. Se a hemorragia continuar, pode ser necessário remover as suturas e procurar um pequeno vaso sanguíneo cortado. Quando localizado, o vaso sanguíneo pode ser esmagado ou cauterizado para controlar a hemorragia. A cauterização pode ser efectuada com uma fonte de calor normalmente utilizada para técnicas de obturação a quente. Também podem ser utilizados agentes hemostáticos locais, conforme descrito anteriormente. Ocasionalmente, um paciente pode necessitar de hospitalização e intervenção cirúrgica para controlar a hemorragia, mas este é um evento extremamente raro. A equimose extra-oral ocorre quando o sangue se infiltra através dos tecidos intersticiais; embora possa ser alarmante para o doente e para o médico, esta condição é autolimitada e não afecta o prognóstico. A aplicação de calor húmido na zona pode ser útil, embora a resolução completa da descoloração possa demorar até 2 semanas. Não deve ser aplicado calor no rosto durante as primeiras 24 horas após a cirurgia.[1]

A exposição sinusal durante procedimentos cirúrgicos de canal radicular em dentes posteriores maxilares não é invulgar. Os antibióticos e descongestionantes pós-operatórios são frequentemente recomendados, mas esta prática é controversa, e não há evidências que suportem o uso rotineiro de antibióticos e descongestionantes nestes casos. Um académico apresenta um argumento persuasivo de que os antibióticos não são indicados por rotina para o tratamento de exposições sinusais durante a cirurgia perirradicular quando é possível o encerramento primário da comunicação oral-antral. Outros clínicos que observaram uma excelente cicatrização e complicações mínimas após a exposição dos seios nasais durante a cirurgia perirradicular dão mais apoio a esta posição. O julgamento clínico deve orientar o uso de antibióticos e descongestionantes numa base caso a caso até que estejam disponíveis provas mais conclusivas sobre esta prática.

PROCEDIMENTO CIRÚRGICO AVANÇADO

1. Aplicação de lasers

Estudos subsequentes no início dos anos 90 avaliaram o impacto da aplicação do laser na superfície da dentina ressecada e no selamento apical da cavidade da extremidade radicular, com resultados algo promissores. Durante os mais de 20 anos seguintes, estudos esporádicos continuaram a abordar a eficiência do corte, as variações de temperatura, a ressecção da extremidade radicular, a preparação da cavidade da extremidade radicular, o selamento da cavidade da extremidade radicular, a esterilização do local cirúrgico, a permeabilidade da dentina ressecada, a redução da dor após a cirurgia e as taxas de cicatrização, utilizando vários lasers, incluindo o CO_2 , Nd:YAG, holmium:YAG, Er:YAG, Ga-AL-AS e ErCR:YSGG. Existem provas de que a dor pode inicialmente diminuir, enquanto a permeabilidade da dentina e os selamentos apicais são melhorados sem alterar a integridade da cavidade apical, com os casos tratados a mostrarem uma tendência para uma melhor cicatrização global.[34]

2. Aplicação de dispositivos piezoeléctricos

A piezocirurgia utiliza instrumentos cirúrgicos especificamente concebidos, aproximadamente três vezes mais potentes do que um instrumento ultrassónico convencional, em que o corte ocorre quando é aplicado a tecido mineralizado, mas termina de forma única quando encontra tecido mole. No entanto, este instrumento deve ser utilizado com um arrefecimento adequado durante o corte, de modo a evitar danos térmicos no osso. Esta ferramenta é útil quando o osso tem de ser cortado perto de tecidos moles importantes, como nervos, vasos, a membrana sinusal, ou quando é necessário evitar lesões mecânicas ou térmicas. Isto torná-lo-ia um instrumento ideal para a intervenção endodôntica cirúrgica na parte posterior da mandíbula, especialmente na aproximação do forame mental. Os instrumentos piezoeléctricos foram introduzidos na cirurgia oral/periodontia para o corte de uma janela óssea durante um procedimento de elevação da membrana sinusal (aumento do seio).[34]

As vantagens alegadas para a aplicação da cirurgia piezoeléctrica em endodontia incluem

- Proteção dos tecidos moles;
- Visualização óptima do campo cirúrgico;
- Diminuição da perda de sangue;
- Redução das vibrações e do ruído;
- Maior conforto para o doente; e
- Proteção das estruturas dentárias.

As desvantagens incluem:

- Investimento financeiro inicial em equipamento;
- Duração mais longa do procedimento; e
- Utilização desaconselhada em doentes com pacemakers cardíacos.

Perspectivas futuras da endodontia cirúrgica

1. Nanotecnologia e unidades dentárias de bioengenharia

É muito possível que a endodontia cirúrgica, tal como a conhecemos atualmente, venha a ser muito diferente no futuro. Com a evolução dos princípios nanotecnológicos na ciência da manipulação de materiais, não seria possível realizar uma ressecção da extremidade da raiz utilizando um laser frio mas eficiente numa questão de segundos, a fim de eliminar irregularidades anatómicas indesejáveis e destruir bactérias/biofilme, seguida do nanoencapsulamento do ápice da raiz ressecada com nano-hastes, esferas ou tubos à base de HA (hidroxiapatite) para incentivar a regeneração de uma estrutura radicular geneticamente modificada? Porquê ficar por aqui, uma vez que o futuro está agora ao nosso alcance. A endodontia cirúrgica pode muito bem ter de adotar uma nova nomenclatura e novas formas de existir para além do que é comum no presente.[34]

2. Células estaminais

O potencial regenerativo das células estaminais adultas obtidas a partir de várias fontes, incluindo os tecidos dentários, tem sido de interesse para os clínicos nos últimos anos e a maior parte da investigação tem sido orientada para alcançar o seguinte:[39]

- Regeneração da dentina coronal e da polpa danificadas
- Regeneração de raiz reabsorvida, dentina cervical ou apical e reparação de perfurações
- Regeneração periodontal
- Reparação e substituição de osso em defeitos craniofaciais
- Regeneração de dentes inteiros.

RESUMO

Atualmente, a cirurgia perirradicular tem poucas semelhanças com os procedimentos cirúrgicos habitualmente realizados há apenas 15 anos. A ampliação e a iluminação melhoradas, os instrumentos microcirúrgicos, os ultra-sons, os novos materiais para hemostase e obturação da extremidade radicular e uma maior compreensão da biologia da cicatrização de feridas e da etiologia da doença perirradicular persistente contribuíram para a rápida evolução da cirurgia perirradicular. Com a seleção adequada dos casos e a competência do operador, a cirurgia perirradicular pode ser considerada uma alternativa previsível e económica à extração e à substituição de dentes.

REFERÊNCIAS

1. Johnson BR , Fayad MI , Witherspoon DE: Periradicular surgery (Cohen's pathways of the pulp- 10th edition), pg no. - 737- 776.

2. Blomlof J, Jansson L, Blomlof L, Lindskog S: O condicionamento da superfície radicular a pH neutro promove a cicatrização periodontal. *J Clin Periodontol* 23:50, 1996.

3. Blomlof J, Lindskog S: Textura da superfície radicular e colonização precoce de células e tecidos após diferentes modalidades de condicionamento. *Eur J Oral Sci* 103:17, 1995.

4. De Deus QD: Frequência, localização e direção dos canais laterais, secundários e acessórios. *J Endod* 1:361, 1975.

5. Iwu C, MacFarlane TW, MacKenzie D, Stenhouse D: A microbiologia dos granulomas periapicais. *Oral Surg Oral Med Oral Pathol* 69:502, 1990.

6. Kiryu T, Hoshino E, Iwaku M: Bactérias que invadem o cemento periapical. *J Endod* 20:169, 1994.

7. Gutmann JL, Harrison JW: *Surgical endodontics,* Londres, 1991, Blackwell Scientific Publications, p 468.

8. Reuben HL, Apotheker H: Cirurgia apical com o microscópio dentário. *Oral Surg Oral Med Oral Pathol* 57:433, 1984.

9. Sauveur G, Boccara E, Colon P, Sobel M, Boucher Y: Uma análise fotoelastimétrica do stress induzido pela ressecção da extremidade radicular. *J Endod* 24:740, 1998.

10. Register AA: Indução de osso e cemento pela dentina, desmineralizada in situ. *J Periodontol* 44:49, 1973.

11. Rud J, Andreasen JO: Um estudo dos insucessos após cirurgia endodôntica por métodos radiográficos, histológicos e estereomicroscópicos. *Int J Oral Surg* 1:311, 1972.

12. Wuchenich G, Meadows D, Torabinejad M: Uma comparação entre duas técnicas de preparação

da extremidade radicular em cadáveres humanos. *J Endod* 20:279, 1994.

13. Gutmann JL, Saunders WP, Nguyen L, Guo IY, Saunders EM: Preparação ultra-sónica da extremidade radicular. Parte 1. Análise SEM. *Int Endod J* 27:318, 1994.

14. Rainwater A, Jeansonne BG, Sarkar N: Efeitos da preparação ultra-sónica da extremidade da raiz na formação de microfissuras e fugas. *J Endod* 26:72, 2000.

15. Morgan LA, Marshall JG: Um estudo de microscopia eletrónica de varrimento de preparações ultra-sónicas in vivo de extremidades radiculares. *J Endod* 25:567, 1999.

16. Layton CA, Marshall JG, Morgan LA, Baumgartner JC: Avaliação de fissuras associadas à preparação ultra-sónica das extremidades radiculares. *J Endod* 22:157, 1996.

17. Gutmann JL, Pitt Ford TR. Gestão da extremidade radicular ressecada: uma revisão clínica. Int Endod J 1993: 233: 272-283.

18. Andreasen JO. Reparação do cemento após apicoectomia em humanos. Ata Odontol Scand 1973: 31: 211-221.

19. Craig KR, Harrison JW. Cicatrização de feridas após desmineralização de extremidades de raízes ressecadas em cirurgia perirradicular. J Endod 1993: 19: 339-347.

20. Andreasen JO, Rud JO. Modos de cicatrização histológica após cirurgia endodôntica em 70 casos. Int J Oral Surg 1972: 1: 148-160.

21. Regan JD, Gutmann JL, Witherspoon DE. Comparação do Diaket e do MTA quando utilizados como materiais de obturação da extremidade radicular para apoiar a regeneração dos tecidos perirradiculares. Int EndodJ 2002: 35: 840-847.

22. Chong BS, Pitt Ford TR. Materiais de obturação de extremidades radiculares: racionalidade e resposta dos tecidos. Endodontic Topics 2005, 11, 114-130.

23. Divya D, Vedavathi B, Nadig RR, Tippashetty PM. Uma revisão dos materiais de obturação da extremidade radicular: Journal of dental science and research vol. 5, issue 2, page 12-15.

24. Carr G, Bentkover SK: Endodontia cirúrgica. Em Cohen S, editores: *Pathways of the Pulp,* ed 7, St. Louis, 1998, Mosby, p 608.

25. Rakusin H, Harrison JW, Marker VA: Alteração das propriedades de manipulação do material de sutura intestinal simples por hidratação. *J Endod* 14:121, 1988.

26. Kim S, Kratchman S: Conceitos e prática da cirurgia endodôntica moderna: uma revisão. *J Endod* 32:601, 2006.

27. Pecora G, Kim S, Celletti R, Davarpanah M: O princípio da regeneração tecidular guiada em cirurgia endodôntica: resultados pós-operatórios de um ano de grandes lesões periapicais. *Int Endod J* 28:41, 1995.

28. Rosenberg ES, Cutler SA: O efeito do consumo de cigarros no sucesso a longo prazo da regeneração tecidular guiada: um estudo preliminar. *Ann R Australas Coll Dent Surg* 12:89, 1994.

29. Tonetti MS, Pini-Prato G, Cortellini P: Efeito do consumo de cigarros na cicatrização periodontal após ROG em defeitos infra-ósseos. Um estudo retrospetivo preliminar. *J Clin Periodontal* 22:229, 1995.

30. Hayashi M, Kinomoto Y, Takeshige F, Ebisu S: Prognóstico do reimplante intencional de raízes fracturadas verticalmente, reconstruídas com resina ligada à dentina. *JEndod* 30:145, 2004.

31. Dionne RA, Snyder J, Hargreaves KM: Eficácia analgésica do flurbiprofeno em comparação com acetaminofeno, acetaminofeno mais codeína e placebo após a remoção de terceiros molares impactados. *J OralMaxillofac Surg* 52:919, 1994.

32. Gutmann JL, Harrison JW: *Surgical endodontics,* vol. St. Louis, 1994, Ishiyaku EuroAmerica, p 468.

33. Tsesis I, Fuss Z, Lin S, Tilinger G, Peled M: Análise dos sintomas pós-operatórios após tratamento endodôntico cirúrgico. *Quintessence Int* 34:756, 2003

34. Gutmann JL: endodontia cirúrgica; passado, presente e futuro. *Endodontic Topics 2014, 30, 29-*

43.

35. Stropko JJ, Doyon GE & Gutmann JL: tratamento da extremidade radicular; ressecção, preparação da cavidade e colocação de material. Endodontic Topics 2005, 11, 131-151.

36. Gutmann JL: prevenção, identificação e tratamento. (In problrm solving in endodontics), pg no.- 383-393.

37. Lorenzana ER: Avaliação do risco dos tecidos moles em Dentisteria Estética Restauradora e Implantologia: Análise do Sorriso, Estética Gengival e Relatório de Implantes Dentários.

38. Gerald N. Glickman, Gary r. Hartwell - Procedimentos cirúrgicos em endodontia (In Ingle - 6th edition : 2008 - 1233-1294).

39. Nadig RR : Terapia com células estaminais - Exagero ou esperança? Uma revisão. J Conserv Dent, outubro-dezembro de 2009, Vol 12, Número 4.

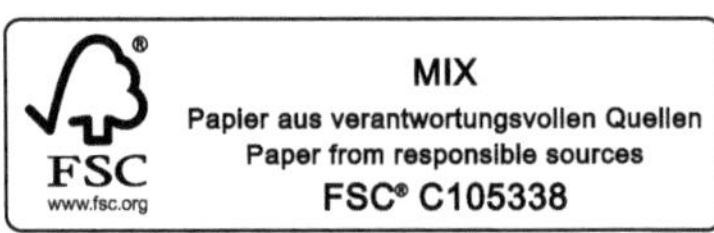

Printed by Books on Demand GmbH, Norderstedt / Germany